El presente libro es una versión facsimilar de la edición original de El Colegio de México, que ha sido rescatada mediante un trabajo profesional de escaneo para mantener la obra en circulación.

JORNADAS 121

EL COLEGIO DE MÉXICO

PROGRAMA INTERDISCIPLINARIO
DE ESTUDIOS DE LA MUJER

MUJER Y SIDA

Programa Interdisciplinario de Estudios de la Mujer

JORNADAS 121
EL COLEGIO DE MÉXICO

308
J88
no. 121

El Colegio de México. Programa Interdisciplinario de Estudios de la Mujer.
Mujer y SIDA / Programa Interdisciplinario de Estudios de la Mujer. – México : El Colegio de México, 1994, c1992.
158 p. ; il. ; 17 cm. – (Jornadas ; 121)

ISBN 968-12-0504-9

1. Síndrome de Inmuno Deficiencia Adquirida (SIDA) - México. 2. Mujeres-Salud e higiene-México. 3. Mujeres-Enfermedades-México.

Portada de Mónica Diez-Martínez
Ilustración de la portada: *Desolación*, pieza escultórica
en barro de Mónica Diez-Martínez

Primera reimpresión, 1994
Primera edición, 1992

ISBN 968-12-0504-9 (versión original) -978-968-120-504-1 (versión facsimilar)

Impreso en México/*Printed in Mexico*

ÍNDICE

PRESENTACIÓN DEL FORO DE DISCUSIÓN SOBRE LA MUJER Y EL SIDA

El foro de discusión sobre "La mujer y el sida", organizado por el Programa Interdisciplinario de Estudios de la Mujer (PIEM) de El Colegio de México y por el Consejo Nacional para el Sida (Conasida) perteneciente a la Secretaría de Salud, fue inaugurado por el doctor Jaime Sepúlveda, coordinador general de Conasida. Colaboraron con el PIEM en la organización de dicho foro Ana Coudurier, de Conasida y Mario Bronfman, del Centro de Estudios Sociológicos del propio Colegio de México.

A continuación la presentación de la coordinadora del Programa Interdisciplinario de Estudios de la Mujer, Elena Urrutia, y del doctor Jaime Sepúlveda, coordinador general del Consejo Nacional para el Sida.

Oficialmente, más de 300 mil personas han contraído el sida a nivel mundial, pero la Organización Mundial de la Salud (OMS) estima que la cifra real se acerca a las 600 mil y que el número de personas afectadas oscila entre los ocho y los 40 millones. No se sabe mucho acerca del origen del virus que provoca el síndrome de inmunodeficiencia adquirida (sida); lo único cierto es que los primeros casos aparecieron al mismo tiempo en África, Haití y los Estados Unidos, entre 1980 y 1981. No existe vacuna contra el sida; no existe cura. Por el momento, las únicas armas con las que se cuenta son la información y la prevención. Sin embargo, en América Latina las políticas gubernamentales no han dado la prioridad debida a las investigaciones sobre el sida. Por otra parte, las campañas de información son escasas y, cuando las hay, resultan ambigüas y poco efectivas, salvo algunas excepciones; el caso de campañas destinadas exclusivamente a las mujeres es más raro aún.

Desde el momento en que el virus del sida fue descubierto a principios de los años ochenta, ha afectado especialmente a hombres entre 20 y 50 años. En los años noventa, sin embargo, el flagelo amenaza con afectar seriamente a las mujeres y a los niños de ambos sexos. Tal como se había visto hasta hace poco, el sida surgió como enfermedad exclusivamente masculina, afectando de preferencia a varones homosexuales y a usuarios de drogas intravenosas, lo que pudo haber inducido a creer que las mujeres éramos inmunes a la infección por el virus, creencia que no ha hecho más que ocultar el ingreso de mujeres, niñas y niños al grupo creciente de personas contagiadas.

La Organización Mundial de la Salud indica que la proporción global entre casos masculinos y femeninos de infección por el virus de inmunodeficiencia humana es de 10 a 1. Sin embargo, hasta este momento se estima que hay un millón y medio de mujeres infectadas en todo el mundo. Estas cifras son todavía más alarmantes si se consideran las proyecciones de la Organización Mundial de la Salud para este año, las cuales calculan que, a nivel mundial, cerca de dos millones de mujeres en edad fértil habrán sido infectadas por el virus. De ellas, 80% serán mujeres del África negra.

La feminización de la pobreza es una realidad inobjetable, y son las mujeres de los países más pobres las que pagarán el más alto tributo a la enfermedad. En efecto, la pobreza, las condiciones de vida particularmente insalubres de ciertos barrios miserables y la droga favorecen la propagación del virus. Es común suponer que sólo corren riesgo las prostitutas, las drogadictas por vía intravenosa y las mujeres que tienen varios compañeros sexuales. La realidad es que existe claramente el riesgo de infección a través de la pareja, en la medida en que la promiscuidad masculina, heterosexual u homosexual está mucho más extendida de lo que se suponía.

Si bien es cierto que África es el continente más afectado, la enfermedad se propaga también a otras regiones. Según la Organización Mundial de la Salud, en América Latina los focos de contaminación crecen con una rapidez extraordinaria, principalmente en grandes ciudades como Río de Janeiro, São Paulo y la ciudad de México. Susan Sontag señala que "basta ver a una enfermedad cualquiera como un misterio y temerla con intensidad para que se vuelva moralmente, si no literalmente, contagiosa". El propósito del foro organizado por el PIEM no busca otra cosa que contribuir con su pequeño aporte a arrojar luz sobre la cara femenina del misterio.

ELENA URRUTIA

Quiero compartir algunas reflexiones —producto de experiencias a veces positivas, a veces amargas— sobre las dificultades que presenta el diseño y realización de campañas de información educativas.

Además de hablar de estos obstáculos, voy a intentar también hacer algunas reflexiones sobre la necesidad de una legislación que garantice los derechos humanos en torno a lo que es esta grave epidemia en nuestro país y en otros países. Con respecto a la epidemiología del sida en nuestro país, creo que es importante señalar un punto que no es conocido o reconocido, y que se refiere al hecho de que, de los casos reportados durante el año de 1990, uno de cada cuatro se presenta en una mujer: cuestión que se ha negado o no se ha querido admitir de forma abierta. Por tal motivo, se ha considerado de suma importancia que este año se haga particular énfasis en la relación mujer y sida, con el propósito de crear conciencia y, por supuesto, tratar de que esta situación no siga creciendo a la velocidad con que se viene desarrollando. Es más, de todos los grupos poblacionales, en el que más rápidamente está creciendo el sida en términos relativos es en el de la mujer, de manera que siento que hay que tomar acciones particularmente enérgicas para enfrentar este problema.

Los obstáculos para montar una buena campaña de prevención que logre incidir en las prácticas y en los comportamientos sexuales son de distinto tipo, origen y número. Son muchos y grandes los obstáculos, tanto por su número como por su complejidad. A mi juicio, se podrían dividir estos obstáculos en dos grandes rubros: los que son intrínsecos y aquellos que son impuestos o externos. Dentro de los obstáculos intrínsecos, los hay derivados de nuestra propia ignorancia en materia científica y del comportamiento, y también de la complejidad misma del tema de la sexualidad. Entre los obstáculos impuestos o externos están todos aquellos que tienen que ver con la reacción social ante la epidemia. Voy a hacer brevemente una ejemplificación de cada una de estas grandes categorías.

La sexualidad humana tiene un muy claro

origen biológico-fisiológico y, a mi juicio, su expresión debería ser un asunto completamente natural. Sin embargo, muchas de esas expresiones sexuales se encuentran altamente estigmatizadas en nuestra sociedad; tal es el caso de las enfermedades de trasmisión sexual que se tratan en secreto, pues la muerte y el sexo no son precisamente temas de conversación para una sobremesa. En consecuencia, aunque son patentes su existencia y su creciente propagación, el sida es activamente ignorado o minimizado por amplios sectores de la población.

Además, tenemos que admitir nuestra propia ignorancia y limitaciones en lo que se refiere a cuáles son las mejores estrategias para combatir, a través de la educación, el sida. Es un lugar común, ya repetido *ad nauseum*, que no tenemos vacunas, que no tenemos drogas para combatir el sida o para curarlo y que, por lo tanto, nuestra única arma es la educación. No por ser un lugar común lo anterior deja de ser cierto. Sin embargo, lo importante del problema sigue siendo que no existen modelos educativos que sean universalmente válidos. Lo que se aplica en Tanzania no tiene ninguna relevancia para un país latinoamericano; pero incluso dentro de nuestro país, el tipo de modelos educativos que quisiéramos aplicar para la sociedad en general, para el público en general, resultan mensajes totalmente irrelevantes si se dirigen a grupos específicos. Los mensajes deberán variar de acuerdo con los diferentes receptores; los canales de comunicación serán distintos y, por supuesto, los contenidos también. Además, habría que tomar en cuenta que la epidemia no se mantiene estática, sino que se transforma muy rápidamente. Por ejemplo, hace tres o cuatro años la proporción de casos en hombres y mujeres era de aproximadamente 20 a 1; actualmente es de 4 a 1. Si antes era un problema principalmente localizado en la ciudad de México y en Guadalajara —que son grandes centros urbanos—, ahora ha habido un rápido proceso de ruralización, así como también de proletarización de la enfermedad. Si muy al inicio la epidemia se presentaba sobre todo en grupos de homosexuales ricos que viajaban al extranjero, actualmente el sida se está convirtiendo en una enfermedad cada vez más vinculada con sectores económicamente vulnerables.

Por otro lado, además de estos obstáculos debidos a nuestra ignorancia y a la complejidad del asunto, tenemos dificultades de tipo externo englobadas en tres grandes categorías: morales, políticas y financieras. Con respecto a las primeras, nos encontramos con que algunas personas consideran que las acciones educativas para prevenir el sida son ilegítimas o, incluso, que promueven ciertas actividades a través de las cuales se trasmite el sida. En este caso, el gran reto que enfrentamos es el de encontrar aquel fino equilibrio entre mensajes educativos que sean efectivos, claros y explícitos y también socialmente aceptables.

En cuanto a los aspectos financieros, no quisiera hablar mucho de ellos porque el sida es un problema que evidentemente, tanto en lo individual como en lo colectivo, representa gastos enormes. Otro problema externo, más bien de tipo humano, es que como seres humanos estamos mucho mejor preparados biológicamente para resolver emergencias que problemas crónicos. Cuando el sida surgió se logró una gran movilización de amplios sectores; pero, conforme llega a su primera década de existencia, se advierte una fatiga, una complacencia, una aceptación resignada de la epidemia y también se baja la guardia, se pierde el entusiasmo, el liderazgo y la voluntad para luchar contra la epidemia. Esto no es exclusivo del sida; creo que es cierto para cualquier problema que tiende hacia la cronicidad.

Un asunto relacionado con lo anterior consiste en que esta misma fatiga ha provocado que se haya perdido, a nivel mundial, a la mayoría de los grandes líderes que surgieron en muchos lugares. Esta pérdida hace que se debiliten los programas carismáticos, originales y novedosos, y que se tienda más hacia los programas de tipo conservador, rutinario y burocrático. Esto es cierto para la Organización Mundial de la Salud y para muchos países.

En el plano político, los derechos humanos son un aspecto en el que falta mucho por hacer en todo el mundo, incluido nuestro país. Tanto es así que, en el caso del sida, existen dos concepciones antagónicas, desde el punto de vista sanitario, sobre las estrategias para enfrentar esta enfermedad. La primera concepción, que se generó en Estados Unidos y se extendió a México y a otros lugares, plantea que, dadas las formas de diseminación del virus, éste ataca primero a ciertos grupos de personas, y que la protección de la sociedad se logrará tomando medidas en contra de los grupos o individuos afectados por el sida. El ejemplo extremo de esta tendencia es lo que ha ocurrido en algunos países del Caribe, donde se crean "sidatarios" y se pone en cuarentena a todos aquellos sujetos infectados con el virus de inmunodeficiencia humana (VIH).

La segunda postura —creo que mucho más humana, compasiva y además inteligente— señala que el enemigo a vencer es el virus de la inmunodeficiencia humana y que la acción sanitaria para proteger a la sociedad en su conjunto debe incluir a todos sus miembros. Esto es, que la sociedad no puede distinguir entre los que están o pudieran estar infectados y aquellos que no lo están.

Se han propuesto tres razones por las cuales existe una falta de compasión ante los infectados o enfermos de sida. La primera de ellas se refiere a un miedo al contagio; pero una segunda razón, muy común, es el escaso valor social que se concede a los mal llamados grupos de alto riesgo. Finalmente, la tercera explicación tiene que ver con un rechazo a todo aquello que nos recuerde nuestra vulnerabilidad, que nos recuerde nuestra susceptibilidad a la peste.

En una reunión no lejana sobre legislación y ética relacionadas con el sida, auspiciada por el gobierno noruego y la Organización Mundial de la Salud, se plantearon una serie de propuestas que me permitiré citar:

—para garantizar los derechos humanos se debe tener en cuenta que la mejor protección contra el sida es un comportamiento individual responsable e informado;

—las personas seropositivas tienen el deber moral —y legal, añadiré yo— de evitar que otros se contagien a través de ellos;

—la discriminación de seropositivos y enfermos de sida está completamente injustificada;

—deben existir facilidades para hacer pruebas serológicas, con adecuados servicios psicológicos de apoyo, a toda la población;

—el personal de salud tiene el deber de atender a todo paciente infectado o enfermo de sida, y

—las instituciones de salud tienen el deber de proporcionar servicios, así como un tratamiento efectivo y humanitario a los pacientes con sida, amén de que la confidencialidad debe preservarse como un pilar de dicho tratamiento.

Finalmente, se debe señalar que, a grandes rasgos, el respeto a los derechos humanos de personas infectadas por el VIH o enfermas de sida implica, entre otras cosas: asegurar el libre tránsito entre las fronteras, el acceso a los servicios de salud, así como evitar y combatir tanto la discriminación, como cualquier violación a la autonomía personal. Es importante recalcar que la violación de estos valores sociales básicos constituye, por sí sola, un riesgo mayor a la salud pública que la propia epidemia del sida.

JAIME SEPÚLVEDA

PRÓLOGO

Hace diez años nadie hablaba de la relación entre la mujer y el sida; en realidad, hace diez años casi nadie hablaba de sida. Fue apenas en junio de 1981 cuando el doctor Gotlieb, de la Universidad de California en Los Ángeles (UCLA) reportó la aparición casi simultánea de cinco casos de una infección pulmonar poco frecuente, consecuencia de una caída de las defensas del organismo. Poco después, días apenas, se constató la reiterada aparición de una forma especial de cáncer llamada sarcoma de Kaposi. Lo novedoso en este caso era que afectaba a hombres jóvenes, cuando la experiencia indicaba que hasta entonces sólo se producía entre mayores de 50 años. En agosto ya eran más de 100 los casos con estas extrañas enfermedades. El hecho de que la mayoría fueran hombres homosexuales generó el primer equívoco de los muchos que ha habido en la corta historia del sida: hizo pensar a los médicos que se trataba de un problema exclusivo de este grupo. Pero a principios de 1982 la presencia de la enfermedad fuera de este grupo comenzó a hacer evidente que esa primera caracterización era superficial y equivocada. A partir de ese momento el sida se desarrolló de una manera epidémica, y el resto es historia muy reciente.

Hace diez años nadie hablaba de la relación entre la mujer y el sida; en realidad hasta hace muy poco tiempo nadie hablaba de esa relación. Si bien los hechos demostraban que el sida no se confinaba en un grupo y que, poco a poco, se iba extendiendo a todo el tejido social, el prejuicio de origen resultaba más poderoso. En un trabajo reciente, Nelkin y Gilman[1] señalan que la sensación de vulnerabilidad en tiempos de epidemia se reduce definiendo a *otros* como las víctimas probables y apropiadas de la dolencia. Los valores culturales y la localización social ofrecieron siempre, y lo siguen haciendo hoy, el material propicio para construcciones autocomplacientes del riesgo epidemiológico.

Hoy ya se habla de la relación entre la mujer y el sida; es más, el grupo que más representación ha ganado entre los enfermos de sida del mundo son las mujeres. En 1987, en México había 23.6 hombres enfermos de sida por cada mujer enferma; al año siguiente, esa relación era de 14/1; en 1989 era de 8.3/1 y en 1990 era de 6/1.[2] Por su

[1] Dorothy Nelkin y Sander L. Gilman, "Placing Blame for Devastating Disease", en *Social Research*, vol. 55, núm. 3, Nueva York, 1988, pp. 361-399.

[2] Mario Bronfman, "El sida en México", en *Demos. Carta demográfica sobre México*, núm. 3, México, UNAM, 1990, pp. 15-16.

parte, el sida en recién nacidos también ha ido creciendo y su emergencia tiene una íntima relación con el hecho de que la madre esté infectada.

En gran medida, por lo dicho antes, la Organización Mundial de la Salud decidió que el Día Mundial del Sida, que se celebra el 1o. de diciembre, se dedicara este año al tema Mujer y Sida. Por esta razón el Programa Interdisciplinario de Estudios de la Mujer (PIEM) de El Colegio de México, en conjunto con Conasida, decidió organizar el Foro de Discusión que se presenta en este libro. Tal y como lo planteó Elena Urrutia en la inauguración del Foro, el propósito de la actividad es "contribuir con su pequeño aporte a arrojar luz sobre la cara femenina del misterio" del sida.

El conjunto de las presentaciones sin duda constituye un aporte en esa dirección. Cada uno de los participantes enfocó un aspecto del problema, lo que permitió iluminarlo desde muchos y muy variados ángulos. Así, Jaime Sepúlveda, coordinador general de Conasida, hizo énfasis en dos aspectos que muchas veces quedan soslayados o sepultados bajo el abrumador peso de los datos: en primer lugar, es cierto que mientras no haya soluciones curativas y/o preventivas médico-biológicas la única opción es la educación, pero aún no sabemos cuáles son los mensajes más eficaces y esto es particularmente importante para la prevención entre las mujeres; en segundo lugar, el respeto a los derechos humanos es un elemento central en la lucha contra el sida: "la transgresión a estos valores sociales básicos constituye, por sí sola, un riesgo mayor para la salud pública que la propia epidemia del sida".

Para abrir la primera sesión del Foro, José Luis Valdespino presentó un panorama epidemiológico exhaustivo de la evolución de la epidemia con énfasis en datos sobre las mujeres afectadas. Asimismo se presentaron resultados de encuestas sobre conocimientos, actitudes y prácticas que arrojan evidencias sorprendentes.

Dos presentaciones partieron de una perspectiva psicoanalítica. Rosa María Martina trabajó sobre la relación "sida-muerte-rechazo" y la forma en que la particular configuración de esta relación conduce a fenómenos de negación y desinformación: "[la mujer]se ha impuesto la consigna de no ver, no saber, no conocer". Un elemento importante de su presentación es su rescate del papel tradicional de la mujer "cuidadora" para resignificarlo en relación con el sida. María Antonieta Torres, con una óptica parecida, señala que con la aparición del sida el binomio sexo-muerte deja de ser una oposición y pasa a ser una unidad. Señala Torres que "la mujer requiere un discurso y una escucha que le ataña directamente en su feminidad y en los diferentes papeles que desempeña como mujer".

La posición de Martina se contradice con la propuesta de Lozano, quien señala que el papel de "mujer cuidadora" es una imagen negativa. Haciendo un análisis de la prensa y comparando lo que ocurre con el sida y con el aborto en los medios periodísticos concluye que hay una ausencia de "voces femeninas".

Desde una perspectiva feminista, Barquet pasa revista a las construcciones sociales y las representaciones culturales que se generan alrededor del sida; señala ausencias importantes en las campañas y plantea un conjunto de propuestas para superar estas ausencias:

—hablar abierta y honestamente contra el amarillismo;
—respetar la intimidad, pero no encubrir la realidad;
—promover un cambio de conductas por responsabilidad y no por miedo;
—despertar conciencia, contra la pasividad.

En un trabajo de carácter testimonial, Ana Luisa Liguori trae la voz cargada de dolor de una mujer que asiste al lento deterioro de su hijo enfermo de sida. La simpleza del relato lo hace más impactante. Este hecho, sin embargo, no impide que la autora extraiga de él un conjunto de valiosas conclusiones. Su lectura es ilustrativa pero resulta importante concordar con ella en que "después de un diagnóstico de sida nada vuelve a ser igual".

También el tema de la prostitución fue abordado en el Foro. Patricia Uribe presenta los resultados de laboriosas y difíciles investigaciones para mostrarnos, una vez más, que la realidad es mucho más compleja que la que los preconceptos construyen. Echar luz sobre este grupo, con la seriedad y profundidad con que lo hace la autora, es tarea imprescindible frente al daño que producen los maniqueísmos, y su propuesta final —"conocer para comprender, en vez de estigmatizar"— debería ser un lema central en la lucha contra la pandemia.

Finalmente, Alma Aldana retoma el tema del daño que produce la falta de información, pero nos advierte frente a falsas actitudes "contestatarias" como la que propone no usar el condón como modo de rebeldía. Su propuesta no se queda en el nivel teórico y ofrece alternativas concretas para resolver lo que ella llama "la tensión entre el placer y el peligro sexual".

El Foro que se presenta en este volumen dará origen a un sinnúmero de reflexiones. Tratar de incluir en un prólogo las más relevantes es una pretensión irrealizable. Quisiera sólo agregar, aunque suene un poco ingenuo, que el esfuerzo de prevención del sida debe conectarse con una visión de un mundo mejor. En este sentido, termino citando las palabras de un artículo recientemente aparecido de Nicholas Freudenberg[3] que dice así:

[3] Nicholas Freudenberg, "AIDS Prevention in the United States: Lessons from the First Decade", en *International Journal of Health Services*, vol. 20, núm. 4, Baywood Publishing Company, 1990, pp. 589-590.

Un mundo en el que todos usen condones cada vez que intercambian fluidos corporales no es suficiente para mantener la increíble energía, compromiso, angustia y amor que la mayoría de los que trabajan en sida ponen en su trabajo cotidianamente. Tampoco es suficiente para movilizar a las comunidades para que se protejan a sí mismas. Lo cierto es que un mundo sin sida o con el sida bajo control se verá muy diferente. Los educadores y los activistas del sida deben ayudar a la gente a visualizar este mundo. Será un mundo en el que cada uno tenga derecho a una educación completa sobre sexualidad, drogas y salud; un mundo en el que aquellos que necesiten tratamiento por ser adictos a las drogas lo tendrán al demandarlo; un mundo en el que el cuidado de la salud sea un derecho y no un privilegio; un mundo en el que nadie será discriminado por sus opciones sexuales; un mundo en el que existan alternativas al uso de drogas para la gente joven; un mundo en el que nadie tenga que morir en las calles por carecer de vivienda. Éste es el mundo por el que los activistas del sida trabajan cuando tratan de instruir a la gente sobre el sida. Éste es el tipo de mundo en el cual la gente quiere vivir. Éste es el mundo que se puede crear para darle algún significado a esta terrible epidemia.

MARIO BRONFMAN

MUJER Y SIDA EN MÉXICO: EPIDEMIOLOGÍA

José Luis Valdespino Gómez
Ma. de Lourdes García García
Elia Loo Méndez
Aurora del Río Zolezzi
Rey Arturo Salcedo A.
Jaime Sepúlveda Amor
Dirección General de Epidemiología, SS

Introducción

Los primeros casos de sida en 1981 fueron descritos en hombres homosexuales, más tarde en drogadictos intravenosos y a los pocos meses del inicio de la epidemia de sida se supo que las mujeres podían infectarse por el virus de la inmunodeficiencia humana (VIH) a través del contacto sexual y por vía sanguínea. Más tarde se describió que las mujeres embarazadas podían trasmitir por medio de la placenta la infección al producto. La infección de madre a hijo —denominada perinatal— puede ocurrir antes, durante y después del parto; esto último se explica por la lactancia materna. Las mujeres infectadas pueden ser vía de infección para casos nuevos por transmisión sexual, sanguínea y perinatal.

La transmisión más frecuente del agente del sida es la sexual, sin embargo, es el menos eficiente de los mecanismos. Se sabe que en un solo contacto sexual entre un infectado y una no infectada o viceversa, la probabilidad de contagio es de menos de 1%. En cambio, la transmisión por transfusión sanguínea es mayor a 30%. Cifras semejantes han sido descritas para la transmisión de madre a hijo.

Aunque los mecanismos biológicos de la transmisión del virus del sida son semejantes en cualquier parte del mundo la distribución de la epidemia es diferente y esto es explicable debido a la diferencia en el comportamiento de los grupos poblacionales. Por tanto la distribución de la infección de VIH se debe principalmente al comportamiento sexual, al acceso y uso de servicios de salud, a la migración, a la fecundidad o a la distribución previa de otras enfermedades de transmisión sexual.

A continuación se resume la situación epidemiológica del sida VIH dividida en cuatro subcapítulos: el contexto mundial, basado en informes de la OMS y artículos de la bibliografía; la situación de los casos de sida, para lo cual se ha analizado la base de datos del Registro Nacional de Sida de la Dirección General de Epidemiología; la situación de los infectados por VIH, para lo cual se han analizado los resultados de encuestas seroepidemiológicas de VIH en varios grupos poblacionales; y, finalmente, el capítulo de conocimientos y actitudes sobre sida y prácticas sexuales.

CONTEXTO MUNDIAL

La Organización Mundial de la Salud (OMS) estima que hasta ahora se han presentado cerca de un millón de casos de sida en todo el mundo, de los cuales 150 mil corresponden a mujeres; de acuerdo a esto, es necesario señalar que existen 10 millones de infectados asintomáticos de los cuales una tercera parte son mujeres, en su mayoría habitantes de países de África o Latinoamérica (cuadro 1).

Han sido descritos diferentes patrones epidemiológicos del sida: en el caso de África, el número de casos de sida es semejante entre hombres y mujeres; en cambio en Europa Occidental y Estados Unidos, existen diez veces más casos en hombres que en mujeres. Por su parte, en Latinoamérica se señala un patrón epidemiológico intermedio.

En los países del Caribe y algunos de Centroamérica, se observa una alta proporción de casos de sida en mujeres; en Haití, Honduras y Bahamas la relación es de uno a uno, y en El Salvador,

CUADRO 1
VIH/sida en mujeres
contexto mundial (OMS)

	Total	*Mujeres*
1. Casos de sida notificados	307 379	N.D.
2. Casos de sida acumulados (estimados)	900 000	150 000
3. Infectados por VIH (estimados)	8-10 millones	3-5 millones
4. Casos nuevos (estimados) durante los 2 próximos años	500 000	200 000

Estimaciones de la OMS

República Dominicana y Barbados la relación es de tres a uno. En cambio, en Estados Unidos la relación de casos de sida por sexo es de nueve a uno. Aunque se han reportado más de 150 mil casos, sólo corresponden 16 mil a mujeres. En Brasil, de 12 405 casos de sida, 1 183 han sido en mujeres.

Situación de los casos de sida en México

Se han notificado hasta 1990, 5 907 casos de sida en México, de los cuales 837 corresponden a mujeres. El crecimiento de los casos continúa siendo exponencial amortiguado con periodo de duplicación de casos de 13 meses en hombres y 10 meses en mujeres (figura 1).

FIGURA 1
Casos acumulados de sida en mujeres hasta el 31 de diciembre de 1990

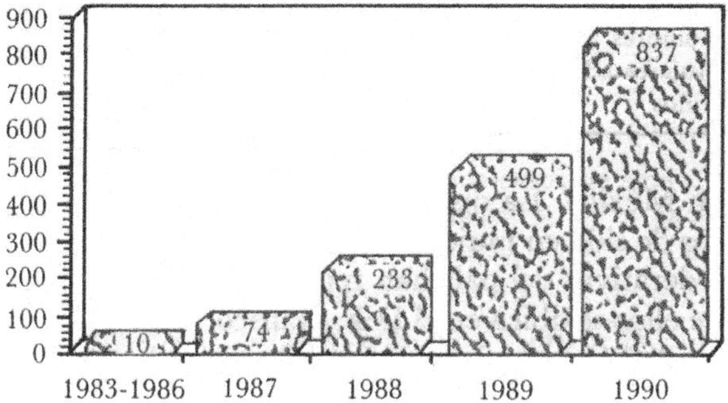

Al inicio de la epidemia en 1983 todos los casos fueron en hombres homosexuales; para 1986, 96% de los casos fueron en hombres adultos, 3%en mujeres adultas y 1% en niños. Conforme ha evolucionado la epidemia, la proporción de casos en mujeres se ha incrementado: en 1987 era de 6%, en 1988 de 13%, en 1989 de 15% y desde 1990 es de 16% (cuadro 2).

La razón de sexo en los casos de sida en México es de cinco a uno en los últimos doce meses y es de esperarse que se observe una mayor "heterosexualización" de la transmisión del sida

CUADRO 2
Porcentaje de casos de sida por año de notificación, según grupo poblacional
México, 1983-1990

	Porcentajes observados				
Población	*1983-1986*	*1987*	*1988*	*1989*	*1990*
Hombres adultos	96	89	83	81	80
Mujeres adultas	3	6	13	15	16
Niños	1	5	4	4	4

en México. La distribución geográfica de los casos de sida en mujeres indica que las 32 entidades federativas del país han reportado casos. El 80% de ellos se ubica en el D.F., Jalisco, Puebla, Estado de México y los estados del centro del país, en cambio las tasas son cuatro veces menores en los estados del norte y sur de México.

La mayoría de los casos en mujeres (75%) corresponde a la edad reproductiva (15-44 años de edad), 16% a mujeres mayores de 45 años y 9% a menores de 15 años. En México una de cada 20 mil mujeres de 25 a 44 años padecen o murieron de sida.

El sida se distribuye en todos los estratos socioeconómicos. La mayoría de los casos en mujeres corresponde a amas de casa (63%), empleadas administrativas (8%), maestras (7%), meseras (4%), obreras (2%), estudiantes (2%) y el resto de los casos a diversas ocupaciones (16%).

La mayor parte de los casos de sida en mujeres

adquieren la infección por transfusión sanguínea (61%); la aplicación de la transfusión se realiza en hospitales por motivos obstétricos, quirúrgicos y traumáticos. Estas mujeres recibieron transfusiones infectadas antes de 1986, en muchos casos provenientes de "donadores de paga" a los que no se realizó la prueba de detección de anticuerpos (figura 2).

FIGURA 2
Categorías de transmisión en los casos de sida en mujeres adultas

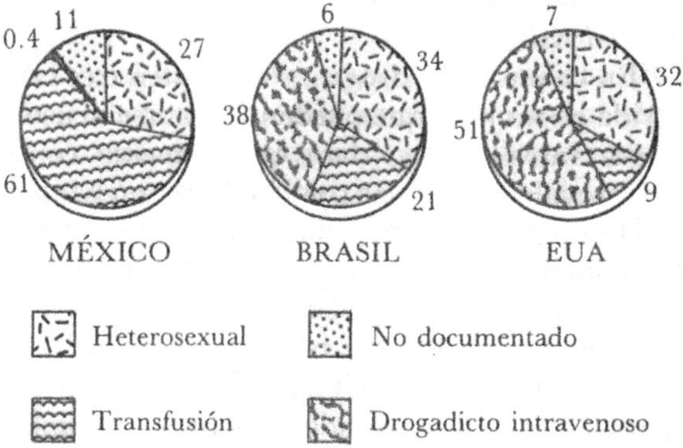

Afortunadamente se ha proscrito la donación de sangre pagada y la mayoría de los hospitales de las ciudades realizan la detección de anticuerpos en los donadores y las sangres sospechosas de infección son eliminadas.

La tercera parte de los casos de sida en mujeres en México adquirieron la infección por vía heterosexual a través de sus parejas sexuales que estaban infectados por el VIH. La mayoría de ellos eran principalmente bisexuales, ex donadores de paga, o hemofílicos y, menos frecuentemente, drogadictos intravenosos.

Se sabe que cerca de la mitad de los hombres con prácticas homosexuales en México tienen además prácticas heterosexuales. Aunque no existen estudios de prevalencia de bisexualidad masculina se estima que es más frecuente aquí que en países como Estados Unidos, factor que está originando una mayor transmisión heterosexual del VIH, en México.

En cuanto a las drogas, sólo existen tres casos de sida en mujeres que pueden atribuirse al uso de drogas intravenosas, dato que coincide con la baja prevalencia de este tipo de hábito en México. El sida en mujeres mexicanas se manifiesta principalmente por infecciones oportunistas (62%), el denominado "síndrome de desgaste" caracterizado por diarrea, fiebre y pérdida de peso (27%), manifestaciones neurológicas, incluyendo el complejo de demencia asociado al sida (5%), tumores secundarios (5%) y otras manifestaciones.

En el análisis de los casos de sida perinatal que hemos realizado, observamos que en 81% de los casos la madre se infectó por ser pareja de un seropositivo, que, en la mayoría de los casos, era bisexual; y en 15% de los casos de sida perinatal la madre se infectó por transfusión sanguínea. Hasta 1988 una cuarta parte de los casos de sida pediátricos eran por transmisión perinatal; en 1990 la mitad de los casos en niños fueron por este tipo de transmisión.

SITUACIÓN DE LAS MUJERES INFECTADAS

Con objeto de evaluar continuamente la magnitud de la infección por VIH en mujeres en México se han realizado diversos estudios centinelas desde hace 3 años. A continuación se presentan los resultados más recientes (figura 3).

FIGURA 3
Transmisión de VIH en mujeres.
Seroprevalencia en mujeres, 1988-1990

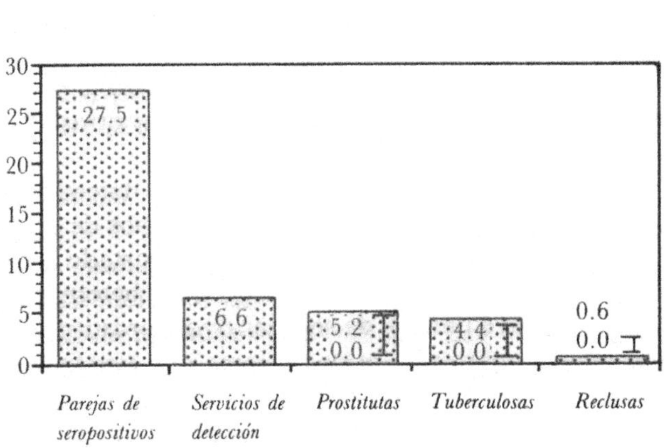

Mujeres embarazadas: Se han realizado estudios seroepidemiológicos en las áreas de obstetricia de hospitales de la ciudad de México y otras cinco ciudades del país, a partir de las muestras sanguíneas tomadas a mujeres que acuden para atención del parto. Hasta este momento no se ha detectado ninguna seropositiva.

Reclusas: Las encuestas en mujeres prisioneras en la ciudad de México apuntan un porcentaje de menos de 1% de mujeres infectadas.

Mujeres con tuberculosis: En los servicios de diagnóstico y tratamiento de tuberculosis en cinco ciudades del país se han efectuado encuestas serológicas que indican prevalencia de la infección de 0 a 4% en las mujeres que se atienden por tuberculosis. La coinfección del virus del sida y el *M. tuberculosis* tiene un pronóstico más severo.

Mujeres prostitutas: Las encuestas serológicas de infección por VIH en prostitutas de 18 ciudades del país arrojan resultados de entre 0 a 5% de infectadas en el Distrito Federal, 2% en Puerto Vallarta, 1% en Veracruz y 0.9% para las otras 15 ciudades en conjunto.

Mujeres que asisten a servicios de detección de sida: En mujeres que asisten a servicios de detección de infección por VIH se ha reportado un 6%. Conviene señalar que este grupo es heterogéneo e incluye parejas de seropositivos, prostitutas de tiempo parcial y otras mujeres que tienen la sospecha de estar infectadas.

Parejas de seropositivos: Investigadores de la

Dirección General de Epidemiología han realizado un estudio en mujeres que son pareja sexual de infectados por VIH, en su mayoría, hombres que adquirieron la infección por haber sido donadores de paga; la tasa reportada es de 27.5% en las parejas estudiadas.

CONOCIMIENTOS, ACTITUDES Y PRÁCTICAS SEXUALES EN MUJERES

Conocimientos

El nivel de conocimientos sobre sida y sexualidad en mujeres es adecuado en estudiantes universitarias y trabajadoras de la salud. En cambio, las mujeres de la población general encuestadas en sus viviendas y prostitutas presentan un nivel inferior, con una gran dispersión (figura 4). El indicador de conocimientos incluyó variables sobre transmisión y prevención de sida y ETS, y conocimientos sobre sexualidad.

Actitudes

En cuanto a las actitudes adecuadas, se diseñó un indicador que incluyó variables sobre la aceptación de medidas de prevención y la no discriminación de grupos con prácticas de riesgo. Los resultados arrojaron los siguientes datos: un bajo porcentaje en mujeres de la población general; ac-

FIGURA 4
Indicador de conocimientos de sida en mujeres

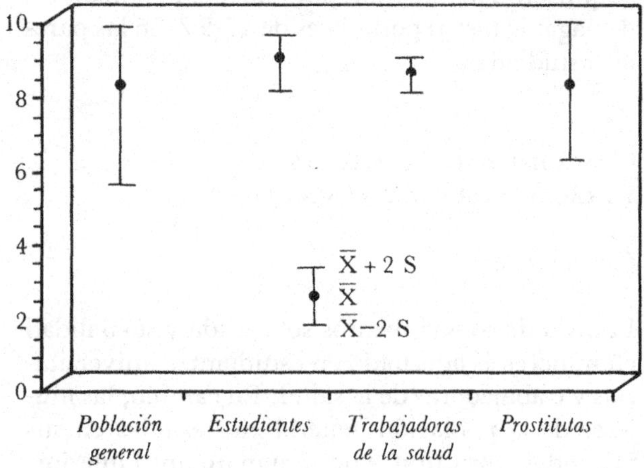

titudes intermedias en las estudiantes universitarias y trabajadoras de la salud; y un alto porcentaje en mujeres que ejercen la prostitución, quienes, además, mostraron actitudes favorables para aceptar el uso del condón y un bajo nivel de estigmatización o discriminación hacia otros grupos con prácticas de riesgo.

Prácticas sexuales

En estudiantes universitarias, 78% declaró no haber tenido relaciones sexuales en los últimos 6 meses; 20% las tuvieron y en el interior de este grupo una de cada diez tenía más de dos parejas sexuales.

En mujeres de la población general, 45% practicaron la abstinencia y 52% tuvieron relaciones sexuales, de las cuales una de cada 60 tenía más de una pareja sexual. Resultados semejantes se obtuvieron en grupos de mujeres trabajadoras de la salud.

En prostitutas se estima que tienen más de 600 parejas sexuales anuales y que en promedio ejercen la prostitución durante cinco años.

En relación al uso del condón se observó un bajo uso en mujeres de la población general (menos de 10%) y en trabajadoras de la salud (menor a 20%), en estudiantes universitarias se observó un uso intermedio (28%); en mujeres con vida sexual activa y en prostitutas el uso es mayor (66%). En este último grupo se observa una tendencia creciente a su utilización (figura 5).

Se diseñó un indicador para medir la probabilidad de adquirir la infección por VIH en mujeres, tomando como unidad la probabilidad de infección en mujeres de la población general. Los resultados observados indican que por cada mujer de la población general con probabilidad de infectarse hay 1.5 estudiantes universitarias y trabajadoras de la salud en esas condiciones. Entre las prostitutas la razón es de 21/1. Esto indica que las mujeres trabajadoras del sexo tienen un riesgo 21 veces mayor y las estudiantes y las trabajadoras de la salud tie-

FIGURA 5
Porcentaje de uso de condón en parejas de mujeres con vida sexual activa

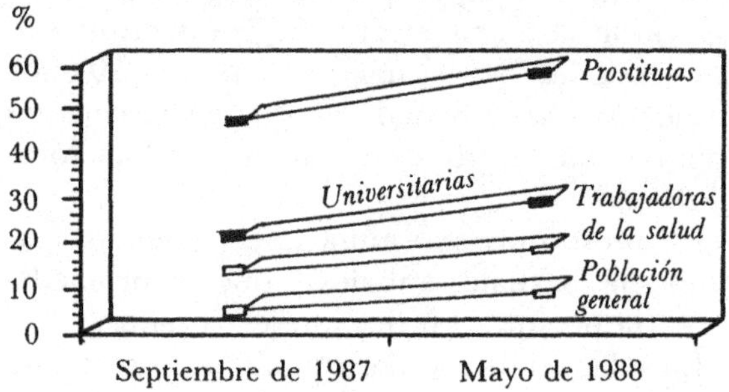

nen una y media veces más riesgo que las mujeres de la población general.

El indicador utilizado resume diversas variables incluyendo el número de parejas sexuales, uso de condón y prevalencia de infección por VIH en sus parejas sexuales.

SIDA: EL RIESGO DE IGNORAR

ROSA MARÍA MARTINA SUFÍA
Fundación Mexicana de Lucha contra el Sida

Este tiempo de muertes,
es tiempo también de valorar la vida,
de olvidarnos del asco y combatirlo,
de luchar contra vicios y erradicar
resabios. . .

GIOCONDA BELLI

La ignorancia y el prejuicio —una de las formas en que aquélla se nos presenta más asiduamente— envuelven en una especie de niebla toda la problemática del sida. Desde que el síndrome de inmunodeficiencia adquirida atraviesa el mundo en todas direcciones —y esto no es un juego de palabras— parece arrastrar a su zaga un extraño fenómeno que obliga a mirar hacia otro lado. Sus más que obvias relaciones con el sexo lo han convertido en el imán que atrae cuanto prejuicio o tabú navegue por las procelosas aguas de la ignorancia humana. No es el tema de este trabajo referirnos a ello, aunque a través del mismo surgirán, sin duda, aspectos que quedarán como tema de reflexión sobre la compleja trama ideológica que subyace a todas las enfermedades de transmisión sexual, incluido el sida.

El síndrome de inmunodeficiencia adquirida es una enfermedad irreverente: no respeta edad ni condición social. Si en sus comienzos, y con algo de ligereza, podía limitársela a ciertos grupos conocidos como de "alto riesgo", hoy considerarse a salvo de ella sólo por el hecho de no pertenecer a tales grupos puede convertirse en una aventura sin retorno. En la actualidad se sabe que la no pertenencia a los mismos de ninguna manera garantiza la inmunidad. En estos días es necesario, imprescindible, despojarnos de toda nuestra omnipotencia y enfrentar un peligro que nos acecha a todos, lo que no quiere decir que haya que recurrir a expedientes tan retrógrados como la abstinencia sexual, o tan policíacos como exigir un certificado de no sida a toda persona que conozcamos.

Tales aspectos, importantes de por sí, serán tema de un próximo trabajo. Éste, por múltiples razones, está dirigido a dos grupos de mujeres: por un lado a aquellas para las cuales el sida no es objeto de preocupación, las que directamente ignoran —o quieren o fingen ignorar— su existencia; por el otro, a aquellas que de alguna manera buscan información y se acercan al tema con una actitud menos temerosa, más receptiva y, por lo tanto, más sana.

¿Grupos de riesgo?

A principios de la década de los ochenta, el síndrome era materia de estudio de pequeños grupos de científicos interesados en lo que parecía ser sólo un problema académico, que aparentemente carecía de la entidad suficiente para preocupar a las "buenas conciencias". Algunas filtraciones, sin embargo, dejaban entrever la existencia de una enfermedad circunscrita a grupos de homosexuales, que —y no podía ser de otra manera— fue bautizada, popular y estigmáticamente como la "peste rosa". La adquisición de la enfermedad por parte de algunos conocidos personajes de la cinematografía y de la literatura la llevaron al primer plano de todos los medios de comunicación mundiales; así, el sufrimiento de estos personajes y la información sobre su origen introdujo de lleno la cuestión en amplios sectores de la sociedad. Simultáneamente con ello se constató que el mal escapaba a los estrechos límites en los que lo había cercado la imaginación —y el deseo— popular. La expansión del síndrome a partir de entonces fue incontenible. Para preocupación de las autoridades sanitarias y de ciertos grupos que habían tomado conciencia de la gravedad del problema, el sida se brincaba una barrera tras otra. La seguridad que significaban los "grupos de riesgo" para aquellos que no pertenecían a los mismos desaparecía como el humo encerrado en un cesto. Homosexuales, drogadictos y prostitutas ya no eran las únicas víctimas. Blancos y negros, pobres y ricos, mujeres y varones, adolescentes y niños: el enemigo ya cruzó el puente.

El enfoque sensacionalista y seudocientífico con que se divulgó el tema sólo generó el pánico y provocó reacciones individuales que únicamente agravaron el problema. Por un lado se pusieron en funcionamiento los mecanismos de negación y por otro renacieron viejos prejuicios. La ignorancia y los moralismos de todo tipo contribuyeron así, de manera destacada, a confundir aún más el panorama. Por otro lado, al imputar el origen y la transmisión de la enfermedad a los grupos "de riesgo", considerados al margen del resto de la población, se creó la falsa idea de la inmunidad femenina frente al virus.

Hoy debemos desechar por inservibles y perjudiciales todos estos prejuicios, falsedades y temores. Debemos enfrentar la enfermedad tal cual es: un problema social verdaderamente grave, pero controlable en la medida en que tomemos conciencia del riesgo que significa adoptar una actitud no racional ante él.

Hacia un equilibrio de los sexos

Si bien en un primer momento las estadísticas acusaban una marcada preferencia del VIH por el sexo masculino, las tendencias actuales indican que a corto plazo el fiel de la balanza se estacionará en los alrededores del punto medio. Veamos si no algunos datos sobre casos de sida reportados en México:

Proporción según sexo

Año	*Hombres*	*Mujeres*
1988	23.6	1
1989	9.3	1
1990	6	1

Las cifras anteriores, aun para el más lego, son elocuentes: los índices de contagio de la mujer se han incrementado exponencialmente. Ello no significa, en modo alguno, que la situación haya mejorado para los hombres, si nos atenemos a las cifras que nos proporciona Conasida.[1]

De lo anterior podemos extraer diversas conclusiones, ninguna de ellas halagüeña: la primera que salta a la vista es el real y relativo desmejoramiento de la situación de la mujer. Cabe preguntarnos por qué y qué factores han incidido o inciden para ello. Trataremos de explicitarlos.

UN DOBLE ANONIMATO: LA BISEXUALIDAD

Consideramos que la problemática bisexual es uno de los elementos más importantes para expli-

[1] *Boletín mensual sida*, 1990, México, D.F.

car este fenómeno. Quienes componen este sector o grupo social ocultan su comportamiento sexual con mayor ahínco y eficacia que otros grupos. Por lo general, sus hábitos y prácticas permanecen ocultos para el resto de la sociedad. Son personajes doblemente anónimos, que viven escindidos entre dos mundos, en ninguno de los cuales revelan su otra identidad, pues temen ser rechazados en ambos, y así navegan en dos aguas, siempre alertas entre dos frentes.

Por sus prácticas sexuales están expuestos al contagio en mayor grado que el resto de la población, ya que el coito anal, debido a la permeabilidad y fragilidad de las paredes del ano y del recto, permite una fácil introducción del virus en el organismo. Por otra parte, y debido a las precauciones que toman para preservar su doble identidad, resulta sumamente difícil para sus compañeras abordar el tema de la prevención del sida, ya que cualquier conversación al respecto puede desembocar en un callejón sin salida que los obligue a revelar lo que tanto quieren ocultar. Por ello, cuando están infectados funcionan como bisagra articuladora, como correa de transmisión del virus entre uno y otro sexo.

Sida y mujer

El sida no se contrae por lo que la persona es, sino por lo que la persona hace. Es falsa la creencia según la cual el hecho de pertenecer a determinado grupo social incrementa las posibilidades de contraer la enfermedad. Pero sí es cierto que, por una simple razón estadística, el riesgo de infección aumenta para aquellos que mantienen relaciones sexuales con diversos y numerosos compañeros. Si bien esta práctica es tolerada e incluso, en algunos países, apreciada socialmente cuando quienes la realizan son hombres, no sucede lo mismo cuando de la mujer se trata. Esta doble moral se aplica con mayor severidad cuando se trata de una mujer casada, y alcanza su máximo si ella contrae el virus. La adjetivación moralista y la sanción social a las que la mujer se ve sometida generan en ella intensos sentimientos de culpa, pues la sociedad considera que la enfermedad es sólo consecuencia de una actitud degradante y el sufrimiento de muerte de la afectada es "justo y ejemplificador castigo para ella". Así, por lo general, el entorno de la mujer afectada mostrará un elevado grado de hostilidad hacia ella, que sufrirá de ese modo el rechazo de familiares, amigos, amantes, compañeros de trabajo, etc. En fin, el ostracismo como sanción a la transgresión.

Índices y causas

Ante esta poco tranquilizadora situación, cabe preguntarnos cuáles son los mecanismos que se han disparado de manera tan significativa para influir sobre la escalada de los índices. Entre los más importantes podemos mencionar la ignorancia y la negación.[2] La angustia que provoca la asociación sida-muerte-rechazo social es una carga demasiado pesada para los individuos y la sociedad en su conjunto. La sintomatología de la enfermedad y las consecuencias socioafectivas que padecen enfermos e infectados provocan temor y sufrimiento, mas no diligencia y solidaridad. A pesar de la cotidianeidad y de la cercanía del fenómeno sida, muy pocos son los que inquieren sobre el tema o se informan adecuadamente sobre él. Desafortunadamente la realidad nos dice que la mayoría de las mujeres adopta una conducta evasiva al no leer sobre sida, no concurrir a los centros de información o incluso no escuchar ni ver programas televisivos sobre el tema: parece que se ha impuesto la consigna de no ver, no saber, no conocer. De más está decir que no es ésta una manera responsable de enfrentar el problema. Ignorar el riesgo, ocultarlo premeditadamente o negarlo son salidas equivocadas que muchas

[2] Término frecuentemente utilizado en psicoanálisis para designar un procedimiento del cual se sirve el sujeto neurótico con la finalidad de resistir al reconocimiento de un deseo inconsciente. Este procedimiento consiste en formular el deseo inconsciente (cuando su permanencia en la conciencia se vuelve demasiado peligrosa), defendiéndose al mismo tiempo de haberlo reconocido o de reconocerlo como propio. Pierre Fedida, *Diccionario de psicoanálisis*, Alianza, Madrid, 1979.

veces nos conducen justamente a donde no queremos ir: "A mí me da miedo hablar de sida; no me gusta cuando la gente cuenta esas cosas."[3]

Muchas mujeres, como la que afirma lo anterior, se sustraen a ese enfrentamiento real y necesario que proponemos. Una vez que el temor y la ignorancia han puesto en marcha el mecanismo de negación, se proyecta en otros la responsabilidad, sin saber a ciencia cierta si esos "otros" tienen conciencia de los riesgos y, en su caso, están dispuestos a asumir tal responsabilidad, para lo que tendrían que contar con los conocimientos suficientes. De esta forma se transfiere una obligación personalísima del ser humano, como es el cuidado del propio cuerpo, sin medir la magnitud de las consecuencias posibles. En última instancia se está optando entre la vida o la muerte; al no asumirlo muchas mujeres quedan sometidas pasivamente a la decisión de otros o al fatalismo del destino.

SOLITARIAS Y SOLEDADES

Ante la inminencia de una relación sexual, muchas mujeres adoptan actitudes que en nada las

[3] Entrevistas personales de la autora a mujeres como parte del proyecto "La población femenina frente al sida", México, 1990 (en preparación).

favorecen. El temor al rechazo, o a ser consideradas portadoras o enfermas en el caso de que exijan practicar sexo seguro es en ellas más fuerte que su necesidad de protección y se arriesgan sin medir las consecuencias. En estos casos las mujeres se manifiestan incapaces de oponer una resistencia sólida o una argumentación adecuada ante el hombre que en un encuentro sexual se niega a tomar las precauciones necesarias como, por ejemplo, el uso del condón.

Este mismo temor a la discriminación y a la soledad impide a muchas mujeres verbalizar su temor al contagio en esas circunstancias, ya que la sospecha de infección y la consecuente marginación surgen como una amenaza omnipresente sobre la imagen y la reputación de aquella que se atreve a mencionar el tema.

Es necesario aclarar que ciertos grupos de mujeres, pequeños por cierto, han demostrado una actitud más positiva recabando información sobre la enfermedad, sus consecuencias y la prevención. Sin embargo, con consternación hemos comprobado que un número significativo de ellas, una vez informadas, no se atrevieron a compartir en la práctica con su pareja los conocimientos adquiridos. Una mujer entrevistada expresa claramente el otro sentido de la ignorancia al dar la espalda al riesgo de infectarse de sida: "Yo asistí a un taller de sexo seguro, aprendí y me gustó mucho, pero a la hora de pedir a mi marido que usara condón, me fue muy mal, me inculpó de tener otras relaciones."[4]

Este y otros tipos de temores, angustias y prejuicios han generado la inversión de los índices de infección. Mientras los homosexuales, prostitutas y farmacodependientes —grupos sociales que en un principio fueron señalados como "culpables" de la enfermedad y su propagación— en general reaccionaron orgánica y racionalmente y tomaron las medidas profilácticas adecuadas, otros sectores de la población pasaron a encabezar las temidas estadísticas. Actualmente en México se ha constatado que el mayor número de infectadas entre la población femenina pertenece al segmento de amas de casa, cuyos universos parecen girar en órbitas que nunca coincidirán con las de aquellos que habitan los mencionados grupos.

MUJER, ROLES, SOCIEDAD

Es un hecho aceptado que la mujer debe hacerse cargo de la educación y de la salud de la familia. La imagen de madre carece de contextualización si la despojamos de estas funciones. Ella es quien básicamente transmite el modelo familiar a sus hijos, modelo que incluye parámetros de autoridad, moral, religión y otras pautas culturales, así como los conceptos de sexualidad y de prácticas sexua-

[4] *Ibidem.*

les. La madre es quien toma la mayor parte de las decisiones que atañen a la salud del grupo familiar, tales como visitas al médico, al odontólogo, control de vacunación, normas higiénicas generales, etc. También es ella la encargada de informar a sus hijas sobre el significado y los cuidados en torno a la menarquía, no sólo respecto al proceso fisiológico en sí, sino también sobre la inclusión de éste en la vida sexual y afectiva de las mujeres. A todo ello se agregan las tareas de cuidado de ancianos y de enfermos, cuando algún miembro de la familia así lo requiere.

Por ello no es de extrañarse que cuando el padre, un hijo, o algún otro integrante del grupo familiar extenso es afectado por el sida, la responsabilidad de su atención, de brindarle afecto y la capacidad de acompañar a morir al enfermo recaiga casi exclusivamente en las mujeres, a las que la sociedad considera naturalmente dotadas para este tipo de tareas. Por otro lado, Norbert Elías dice:

> Lo importante es tener la sensibilidad para comprender lo que necesitan los moribundos. [. . .] es posible que su presencia retrase el óbito, puesto que una de las últimas grandes alegrías que pueden recibir los moribundos es que les cuiden familiares y amigos, en una última prueba de cariño, una última señal de que significan algo para los demás. [. . .] esta resonancia sentimental entre dos o más personas es de una importancia crucial para dar sentido a una vida humana y proporcio-

> narle la sensación de haberse consumado: la subsistencia hasta el final de un afecto recíproco.[5]

Las mujeres asumen este mandato social, en general, sin preparación técnica ni emocional que las sustente en tan delicada responsabilidad. Pero, una vez más, también aquí el prejuicio está latente: su proximidad con el enfermo en su diario trato con él las convierte en víctimas de la discriminación, ya que el tan remanido —y en este caso falso— "saber popular" las señala como probables receptores y transmisoras del mal.

Estas cargas sociales impuestas a la mujer no son motivo de consideración o análisis, se consideran inevitables, como parte de un orden que deviene "natural" por consuetudinario; "justo" por el acatamiento irreflexivo de sus valores. Muy pocas veces se le pregunta a la mujer si se siente capaz de asumir la responsabilidad que implica el cuidado de un familiar enfermo. En el caso de que el enfermo esté afectado por el sida, dicha responsabilidad y necesidad de conocimientos se incrementa en forma geométrica.

Es relevante para este trabajo destacar que el sexo femenino aporta el mayor porcentaje de personal de salud que trabaja en contacto directo con infectados y enfermos de sida. Estos pacientes, dadas las especiales circunstancias médico-socia-

[5] Norbert Elías, *La soledad de los moribundos*, México, FCE, 1982.

les que implica la enfermedad, requieren de un tratamiento especial. El personal de salud, puesto que deberá enfrentarse con nuevos tipos de problemas, gran parte de los cuales tendrá que resolver sobre la marcha, se enfrenta a la necesidad de adoptar los principios generales de su profesión a las cambiantes y nuevas condiciones que la realidad presenta. Sin embargo, y a pesar de la seriedad de la situación, pocas son las investigaciones que se han realizado hasta hoy sobre las reacciones, ansiedades, temores, fantasías y emociones del personal de salud femenino frente a la situación concreta.

Hombre, sexo y peligro

La aparición del sida y el conocimiento de sus fatales consecuencias deberá provocar necesariamente la modificación de los comportamientos sexuales de amplias capas de la población. Muchos hombres están experimentando *ahora* lo que las mujeres *siempre* han vivido: la asociación entre sexo y peligro, relación que sí tiene origen en diversas experiencias femeninas tanto sociales como naturales. Entre las primeras se puede mencionar el daño que sufren las víctimas de violencia sexual, que a muchas mujeres les recuerda las consecuencias fatales que el sexo puede tener para ellas. Entre las segundas, obviamente se destaca el embarazo, en especial cuando éste es *no deseado*.

Cuando esta situación se presenta, la mujer carece de un espectro de opciones y debe reducirse a la estrecha alternativa: o intenta el aborto y se expone al riesgo de muerte que el mismo implica (la práctica de aborto, en la actualidad, sigue siendo en México ilegal, clandestina y por lo tanto peligrosa) o se enfrenta a la sanción social y la consiguiente pérdida de su reputación.

Casi tan antigua como la mujer, la relación deseo-muerte ha hecho su aparición en el hasta hoy tranquilo horizonte sexual de los hombres. Si bien con anterioridad la existencia de enfermedades transmisibles por vía sexual había puesto un toque de atención a ese pacífico panorama, la irrupción masiva del uso de la penicilina y sus derivados, considerados la panacea universal para ese tipo de enfermedades, permitió aquietar las aguas. El sida ha venido a eliminar de raíz esa tranquilidad que, por otro lado, la mujer realmente nunca tuvo.

Por ello, si para muchas mujeres la familiaridad con el peligro y la muerte están asociadas con la sexualidad, sería de singular importancia incorporar el sida como sinónimo de peligro y muerte, de manera tal que desde esa perspectiva se logren salvar los obstáculos que impiden superar el miedo a la enfermedad. Esto no significa que nuestra propuesta sea sembrar el pánico: sólo estamos tratando de situar el problema dentro de sus límites y su gravedad sin recurrir a eufemismos que la mayoría de las veces sólo opacan la realidad.

Es notable que las mujeres, que a través de la historia han tenido que vivir estas y otras situaciones conflictivas y traumáticas relacionadas con la sexualidad, a veces como víctimas, a veces como solidarias acompañantes, no hayan utilizado hasta el momento los mecanismos existentes para protegerse masiva y activamente del sida. Las cifras conocidas indican que las precauciones no han sido suficientes.

Perspectivas y opciones

Frente al rápido ascenso de los índices de infección, que prefigura un futuro nada fácil, es necesario plantear estrategias racionales y efectivas para enfrentar el problema. Las opciones disponibles son pocas y de difícil aplicación: una de ellas podría ser el análisis de sangre de ambos miembros de la pareja antes de comenzar las relaciones sexuales. Otro método, practicar sexo seguro, tal como el anterior despierta fantasías paranoides en ambos integrantes de la pareja y diversas repercusiones de desconfianza, sospechas e imputaciones que dificultan su aplicación.

Desafortunadamente aún no se ha descubierto una vacuna contra el sida y la sintomatología sólo se manifiesta externamente en los últimos estadios de la enfermedad. Tampoco existe una verdad universal o una forma de uso generalizable y relativamente sencilla de aplicación para evitar el contagio. Aquí no existen las soluciones sencillas. Cada persona deberá buscar la opción más segura, más viable y que mejor se adecue a su idiosincrasia. Pero aquí también, como en todos los aspectos importantes de la vida, para resolver un problema lo primero que hay que hacer es reconocer su existencia y tomar conciencia de su peligrosidad. La educación, el reconocimiento del riesgo, la prevención sistemática y responsable mediante la protección de nosotras mismas, de nuestros compañeros y de nuestros hijos son, hasta el momento, las únicas armas de que disponemos.

Consideraciones finales

La percepción que las mujeres pudieron haber tenido del sida, como fenómeno social y como enfermedad infectocontagiosa, se vio interferida y distorsionada por un espeso muro de prejuicios que relacionó al mal exclusivamente con determinados grupos sociales en los que las mujeres no estaban incluidas, con lo cual se alimentó la tendencia a negar el peligro al que estaban expuestas. Se creyó a pie juntillas que era un problema que afectaba sólo a los hombres y que la única vía de contagio eran las relaciones homosexuales. Ante la aparición de las primeras mujeres infectadas, se recurrió a otra excusa: el contagio se había producido debido a transfusiones sanguíneas portadoras del virus y así por el estilo. Pero la terca realidad apuntaba hacia otra dirección. Hoy la evidencia es incontestable: la mujer es tan susceptible al contagio como aquellos primeros homosexuales de Los Ángeles afectados por el sida a comienzos de los años ochenta.

Sin embargo, en amplios grupos de mujeres que conocen el riesgo que corren, las formas de trasmisión de la enfermedad y los procedimientos para prevenirlas, anida una falacia que incrementa las posibilidades de contraerla. Esta falacia no es otra que el convencimiento de que el sida atacará en primer lugar a los hombres, y de entre éstos a los homosexuales, bisexuales y heterosexuales —en este orden— para recién, cuando no quede ningún representante masculino, fijar su atención en las mujeres.

La mágica creación de esta inmensa distancia entre sida y mujer, asociada con la imagen falsa de invulnerabilidad multiplicará las posibilidades de que la epidemia encuentre más víctimas entre las mujeres. En realidad, hoy la mujer comparte sin ningún privilegio con el otro sexo el mismo riesgo de infección.

Cuando se trata del sida el costo de la ignorancia es enfermarse; y enfermarse de sida es morir.

SIDA, ABORTO E IDEOLOGÍA: UN ANÁLISIS DE PRENSA

Alicia Lozano Mascarúa
PIEM, El Colegio de México

Introducción

Además del problema real que representa el sida como enfermedad pandémica, incurable y creciente, podemos detectar los discursos sociales que circulan en los medios de comunicación y que transforman un hecho médico en un fenómeno ideológico y cultural particular. En las prácticas de las y los comunicadores sociales existen costumbres interiorizadas que inciden en la selección, manejo e interpretación de los datos de la información. La información, lo sabemos, no es "neutra": siempre está seleccionada y presentada desde una cierta perspectiva o punto de vista, además de la interpretación explícita de la misma, racional o ideológica, consciente o no.

Por ello al hablar de medios de información,

comunicación, difusión, hablamos de representaciones y discursos; hablamos de ideología y de cultura. Y para evidenciar fenómenos producidos que aparentan ser naturales y transparentes, tenemos que desconstruir los productos de dichos medios, entender su gestación y su dirección: estamos hablando de prácticas sociales de significación, de creación de sentido, que se produce mediante una "negociación de significados" frente al mensaje o texto, realizada entre emisor (a), productor (a) y lector (a) público.

En esta ocasión abordamos representaciones femeninas en relación con el sida en un pequeño recorte de prensa, y vinculamos nuestros hallazgos con otro fenómeno correlacionado en varios sentidos: el aborto. Nuestro análisis del discurso en la prensa se limita a dos diarios de circulación nacional: *El Día* y *Excélsior*. Se limita también a considerar el periodo comprendido entre los meses de enero a septiembre de 1990. Analizamos entonces las notas y artículos aparecidos en ambos diarios durante nueve meses. Detectamos qué tipo de representaciones de género, de la "femineidad", se construyen en relación con la enfermedad sida. En el estudio realizado por Miguel Ángel Téllez y Ramón E. Lozano ("El sida desde la perspectiva de la opinión pública y la prensa escrita" Gis/sida) se señala que la prensa escrita es el medio de comunicación que mayor espacio ha dedicado al sida como problemática de salud pública.

Para realizar este análisis del discurso o discursos presentes en nuestra muestra de textos periodísticos nos hicimos preguntas como las siguientes:

—¿Quiénes se manifiestan o pronuncian?

—¿Hablan las mujeres, cuáles, qué dicen?

—¿Cuáles son los argumentos y representaciones predominantes?

—¿En qué momentos y cómo pasa la mujer a ser un centro de atención en este problema?

—¿Por qué y para qué se le da dicha atención?

Como sucede en el caso del aborto, con el sida —y por las características de la transmisión de la epidemia— la mujer, su cuerpo, su sexualidad, pasan a formar parte directa de un debate público. Las características de ambos asuntos (aborto y sida) remueven cuestiones sociales, ideológicas y políticas muy profundas (que incluyen sexualidad, ética-moral, norma-desviación-castigo), y el debate en torno a ellos saca a relucir de manera evidente algunos mecanismos de funcionamiento de la sociedad: se pasa de lo individual a lo colectivo.

En ambos casos existe un "pre-dado", de carácter biológico y social; en el caso del aborto inducido, mujeres de todas clases sociales y creencias religiosas recurren a esta práctica por razones económicas, de salud, decisiones personales y familiares, etc. En el caso del sida, mujeres infectadas y/o enfermas abarcan todo el espectro de categorías de la "femineidad" como género sexual definido cultural e ideológicamente en nuestras sociedades: de la prostituta a la esposa-madre-ama de casa.

En este sentido la prensa se revela como constructora de un "objeto social" (Herzlich y Pierret); trabaja con representaciones que se ubican en lo público.

Conviene aquí citar el análisis del discurso periodístico en relación con el sida realizado por Federico Pamplona (1989). Pamplona afirma que si bien la prensa surgió para responder a la necesidad de la sociedad de masas de discutir asuntos de la llamada "vida-pública", posteriormente hubo un cambio en su función. La prensa pasa del estilo "polémico-político" al "literario-narrativo". El discurso periodístico actual se organiza mediante superestructuras esquemáticas de sentido, presentes en todos los textos-noticia que son importantes, en términos de Van Dijk (citado por Pamplona, 1989: 402): ". . .porque organizan el proceso de lectura, comprensión y (re) producción del discurso periodístico".[1]

[1] Quiero señalar que muchas de las reflexiones con respecto al problema del aborto han sido planteadas en el marco de otra investigación sobre el debate del aborto en la prensa mexicana que realizamos dentro del PIEM con la doctora Ma.Luisa Tarrés y la maestra Gabriela Hita.

¿QUÉ REPRESENTACIONES SOBRE MUJER Y FEMINEIDAD PREVALECEN EN LA INFORMACIÓN ANALIZADA?

Encontramos en primer lugar la información aparentemente neutra proporcionada por fuentes del sector salud nacional e internacional que proporcionan datos: 1990 ha sido declarado por la OMS el año dedicado a atender la relación mujer y sida, debido a que la proporción de mujeres portadoras y/o enfermas de sida ha aumentado de manera alarmante. El aumento se reporta como más importante en países del Tercer Mundo, principalmente América Latina y África, aunque también en la ciudad de Nueva York se reporta una gran incidencia de sida en la población femenina. Las notas de nuestra muestra contienen, más que otra cosa, datos. Este hallazgo se relaciona de manera evidente con la reflexión que hace Pamplona en el estudio mencionado anteriormente: "La estructura formal del discurso de la prensa se ha desmontado y se encuentran en ella constantes de emisión de la información, como la básica de dar prioridad a cifras o aspectos cuantitativos de las noticias" (Pamplona, 1989:393). A esto se le ha denominado "retórica de la facticidad": se busca proporcionar la mayor cantidad posible de números para sugerir o probar la veracidad de la información.

En términos generales las imágenes de mujer a que hacen referencia los periódicos estudiados van desde prostitutas hasta amas de casa (esposas y madres). En el primer caso la asociación con una sexualidad fuera de las normas establecidas para el género es obvia. Este grupo social es señalado como de alto riesgo, y por lo tanto hay una pugna decidida por establecer en él un control sanitario profundo, aunque como se ha visto en repetidas ocasiones no se ataca la problemática de su clientela masculina.

La incidencia de sida en el grupo extremo opuesto (amas de casa) queda sin abordar en la mayoría de los casos: se señala que el grupo de amas de casa es un grupo vulnerable, sin información y con pocos deseos de asumir su responsabilidad (hacerse análisis, atenderse, prevenir embarazos), pero no se habla de los cónyuges, ni de cómo estereotipos de comportamiento sexual inciden en este aspecto del fenómeno.

En este análisis, sin embargo, sale a relucir la contradictoria situación del género femenino: es mayoría mundial, sigue pobre, analfabeta, desinformada, vulnerable. La OMS hace un llamado al sector salud y gobiernos de todos los países para adecuar sus campañas preventivas a las características de este sector. Sin embargo, parece aún predominar la tendencia de involucrarlo en términos de "acabar con sus temores" para poder cuidar, atender y sobrellevar la enfermedad. Es decir, aún se parte de que las mujeres deben asumir el papel de cuidadoras sociales, conscientes, pacientes y compasivas.

Las mujeres, además, vía su papel de reproductoras de vida, se ven doblemente implicadas en la problemática de esta enfermedad; en sus propios cuerpos y en los de su progenie. ¿Qué pasa con el aborto en este sentido? La OMS recomienda que se acuda a las legislaciones respectivas de cada país. Los médicos señalan la necesidad de despenalizar el aborto eugenésico por estas mismas razones. Algunas mujeres del sector salud apuntan indirectamente hacia esta medida. Pero tanto en el caso del aborto como del sida, la mayor atención se centra en la prevención. No hay desacuerdo en ello. Sin embargo, la realidad presente y futura obliga a abrir ideológica y políticamente el debate hacia considerar medidas más realistas e inmediatas. Los grupos que se oponen a esta apertura parecen ser los mismos en ambos casos, y semejantes los intereses que se empeñan en respetar sus criterios.

Por otra parte, es clara la ausencia de voces femeninas en los discursos dominantes de nuestra muestra. A semejanza de nuestro estudio sobre aborto, son mujeres con puestos en el sector salud las que llegan a manifestarse; en este caso, incipientemente. No hay voces de amas de casa, esposas, madres. De las prostitutas se habla mucho, pero no hablan ellas. Por eso resulta excepcional la nota, proveniente de París, publicada en *Excélsior*.

Steven Greenhouse (*The New York Times* Service) es responsable de la nota publicada por *Excélsior* el 22 de julio de 1990. El encabezado dice: "Proponen en Francia reabrir burdeles como una forma de frenar el sida." En el interior de la nota se informa que si bien la prostitución es legal en ese país, los prostíbulos están prohibidos desde 1946. Se retoman las declaraciones de cuatro mujeres al respecto. La ginecóloga Michele Barzach (ex ministra de salud) es quien propone la apertura de burdeles como medida de control sanitario. Se entrevista a dos prostitutas: Grigitte, quien señala: "Se supone que Francia es la tierra de la libertad. No puedo creer que alguien quiera obligarnos a regresar a los burdeles." Camile (otra prostituta) comenta: "A medida que se acerca el año 2000 no parece correcto que quieran adoptar una medida tan grande contra los derechos de la mujer." Se recoge también el pronunciamiento de Michele Andre, ministra para el derecho de las mujeres: "nadie puede estar de acuerdo con esta forma de esclavitud". Finalmente se expresa Isabelle de Vincenzi, epidemióloga de París y colaboradora de la OMS (aparecida en otra nota de nuestra muestra), señalando lo injusto y la restringida eficiencia de la medida propuesta: "La mayoría de las prostitutas toman sus precauciones [. . .] es por dinero que aceptan tener relaciones sin condón, y las que ya están enfermas de cualquier forma evitarán acudir a los burdeles." Excepcionalmente en nuestro análisis encontramos mujeres que hablan, en medio de la polémica, y hablan para defender sus derechos.

Por otra parte es notable que en el caso del

sida las organizaciones civiles críticas y con representatividad sigan estando en su mayoría integradas por homosexuales masculinos. Estos grupos han llegado a la prensa y pugnan por respeto a su diferencia. Aquí entra un problema señalado en el reciente seminario "Las periodistas frente a la problemática femenina" organizado por CIMAC (8, 9 y 10 de noviembre de 1990). Las mujeres escriben más sobre mujeres de manera crítica que hace dos décadas, pero lo hacen más en publicaciones especializadas. La muestra refleja total ausencia de grupos feministas que se manifiesten. Y esto es relevante para nuestro análisis porque nos remite al importante papel que las periodistas deben jugar en el cambio paulatino de las normas que rigen la construcción de la información periodística. Como señalaba Rosa Rojas de *La Jornada* (Reunión Agentes Aborto, PIEM-COLMEX, 28 de septiembre de 1990), las mujeres, como los indios, siguen sin ser noticia. De manera coincidente Gloria Ortis Mercadet, directora de la ENAH señalaba en un congreso reciente que en México las etnias y las mujeres constituían los sectores más vulnerables frente al sida, debido a su marginación y falta de información.

Rosa Rojas señalaba la incapacidad de las mujeres de "convertirse" en noticia (falta de organización, deficiente manejo de datos, etc). Pero aquí entra también el hecho de que por deformaciones ideológicas de la práctica periodística, las y los profesionales del medio no superan aún suficientemente el prejuicio según el cual los hombres, sus declaraciones, sus acciones, su presencia, su interpretación de lo "real", deben ocupar un papel dominante en la generación de discursos legitimados socialmente. Rasgos sexistas que se traducen en ausencias femeninas, y que inciden desde la selección de un "hecho periodístico" y su manejo. No se trata de acusar a nadie, sino de desconstruir discursos y prácticas sociales de carácter eminentemente ideológico.

Encontramos entonces que el *prejuicio* predomina, no sólo como "el juicio *a priori* que antecede al conocimiento", sino como "el conocimiento infundado y arbitrario, no avalado por la experiencia" (Pamplona: 400). Sin embargo, otro tipo de prejuicio predomina aún con más fuerza, uno que sobrepasa la racionalidad y es más difícil de transformar. Es el prejuicio, en palabras de Francisco Pamplona, que se deriva de ideologías estigmatizantes. Es el prejuicio que se basa en "la idea de que existen *diferencias naturales* entre grupos y entre sexos y entre comportamientos": sexo-género, clase, etnia, edad, sanidad-insanidad, la NORMA y su diferencia. En este caso, hemos estado hablando de ideologías y prácticas sociales de carácter sexista que prevalecen aún en las sociedades patriarcales. Y hablamos de patriarcado en el sentido en que lo define la filósofa española Celia Amorós (1985), como una serie de discursos que circulan en la sociedad en todos sus sectores y niveles.

Conclusiones

Quisiera, a partir de aquí, ocupar el espacio que me resta con voces y discursos femeninos-feministas de compañeras periodistas preocupadas por la problemática que estamos analizando. Estas compañeras se han reunido recientemente en el seminario ''Las periodistas frente a la problemática femenina'' mencionado arriba.

En este contexto la periodista Patricia Camacho ha señalado que el tema de la salud:

> nos coloca [a las mujeres] en el epicentro del impacto que tienen en nuestro cuerpo la política, la ciencia, la moral y las costumbres. Nos permite adquirir muy rápido la dimensión de la problemática social que entraña tener cuerpo de mujer. . . Las mujeres no somos un aparato reproductor, pero el peso que la sociedad ha dado a nuestra capacidad de gestación ha hecho que ésta nos sea cobrada a muy alto precio.

Esta puntualización vincula de manera íntima los asuntos correlacionados del aborto y el sida en las mujeres. El eje central es nuestro cuerpo, nuestra sexualidad y nuestra capacidad reproductiva, todo ello enmarcado en un contexto político, cultural e ideológico que nos define y controla mediante la compulsión a manejarnos y a representarnos dentro de los estereotipos de género permitidos.

Ahora bien, en cuanto al acceso a la prensa y a las representaciones femeninas que prevalecen en ella, Paz Muñoz ("Mujer y medios de comunicación: Cómo ven las mujeres a las mujeres y a sí mismas": 14) señala con claridad que,

> [. . .] en la mayoría de los casos en los medios de comunicación se comparten los mismos criterios sobre lo que es y lo que no es importante. Por lo general los puestos directivos están en manos de varones, los jefes de información consideran que la mujer "no es noticia". [Sin embargo] . . . la presencia de las mujeres en las redacciones no ha sido ni es garantía de un tratamiento distinto o no estereotipado sobre el tema de la mujer, la que sólo es noticia cuando es objeto o sujeto de violencia, y por lo general aparece en la página roja.

Y para finalizar, unas líneas de Sara Lovera "Las periodistas frente a la problemática femenina": 3):

> En el desafío de fin de siglo, nuestro papel de comunicadoras, de periodistas, de pepenadoras de la información cotidiana, de transmisoras de las imágenes y las palabras de hombres y mujeres, es decir, de esos seres humanos concretos, que están haciendo lo nuevo, nuestro papel, repito, es más que crucial.

Bibliografía

Aldana, Alma. "Mujer, sexualidad y sida", ponencia en el 1er. Encuentro Nacional sobre Sida, Sexualidad y Sociedad, México, agosto 27-31 de 1990.

Amorós, Celia. *Hacia una crítica de la razón patriarcal*, Barcelona, Anthropos, 1985.

Camacho, Patricia. "Al cuerpo de las periodistas también le repercuten las políticas de salud", Seminario "Las periodistas frente a la problemática femenina", México, CIMA♀-Fundación Friedrich Ebert, 8, 9 y 10 de noviembre de 1990.

Estrada Valle, Francisco (AVE de México). "Consideraciones en torno al estatus serológico sobre la relación de pareja", ponencia en el 1er. Encuentro Nacional sobre Sida, Sexualidad y Sociedad, México, agosto 27-31 de 1990.

Herzlich, Claudine y Janine Pierret. *Une maladie mediatisé*. París, CERMES/CNRS/INSERM/EHESS, s/f.

Liguori, Ana Luisa. "¿Tienen las lesbianas riesgo de contraer el sida?", ponencia en el 1er. Encuentro Nacional sobre Sida, Sexualidad y Sociedad, México, agosto 27-31 de 1990.

Lizárraga C., Xavier (ENAH-Grupo Guerrilla Gay). "Un día especial en la vida de Jano", ponencia en el 1er. Encuentro Nacional sobre Sida, Sexualidad y Sociedad, México, agosto 27-31 de 1990.

Lovera, Sara. "Las periodistas frente a la problemática femenina", Seminario "Las periodistas frente a la probemática femenina", México, CIMA♀-Fundación Friedrich Ebert, 8, 9 y 10 de noviembre de 1990.

Muñoz, Ma. de la Paz. "Mujer y medios de comunicación: Cómo ven las mujeres a las mujeres y a sí mismas", Seminario "Las periodistas frente a la problemática femenina", México, CIMA♀-Fundación Friedrich Ebert, 8, 9 y 10 de noviembre de 1990.

Pamplona, Francisco. "El sida en la prensa de México: Análisis del discurso periodístico", en: Sepúlveda Amor, *et al.*, *Sida, ciencia y sociedad en México*, México, SS-INSP-FCE, 1989, pp. 391-409.

Tarrés, María Luisa, Alicia Lozano y Gabriela Hita. "Estrategias y actitudes de los diversos agentes sociales y políticos de la sociedad mexicana que se manifiestan en la prensa respecto al aborto", México, PIEM-Population Council, El Colegio de México, mimeo., mayo de 1990.

Téllez Espinosa, Miguel Ángel y Ramón E. Lozano Morales. "El sida desde la perspectiva de la opinión pública y la prensa escrita", ponencia en el 1er. Encuentro Nacional sobre Sida, Sexualidad y Sociedad, México, agosto 27-31 de 1990.

Torres, Carmen. "El sida se ha transmitido más por vía heterosexual. No sabemos qué va a ocurrir: Romilio Espejo", *Doble Jornada*, núm. 44, 11 de septiembre de 1990, p. 11.

______. "La mujer en tiempos del sida. Una enfermedad mortal que amenaza a todos", p. 12.

______. "La mujer ante el sida", *Fem*, vol. II, núm. 56, 1987.

Uribe, Patricia. "¿Cómo se transmite el virus del sida de madre a hijo?", *Fem*, vol. 14, núm. 95, 1990, pp. 34-35.

MÁS QUE UN NÚMERO

ANA LUISA LIGUORI*
INAH

A Blanca Rico y Patricia Uribe

En México, los investigadores sobre el sida contamos con datos que, aunque pueden estar incompletos,[1] nos ofrecen una base para la reflexión. Cada mes, la Dirección de Epidemiología de la Secretaría de Salud publica un boletín que actualiza la fisonomía de esta enfermedad, vertiginosamente cambiante. Así, quienes nos interesamos tanto por este fenómeno como por la problemática de las mujeres, hemos podido observar la velocidad con la que el sida ha ido afectando a la población femenina. Además del continuo

* La autora agradece los comentarios de Marta Lamas y Hortencia Moreno.

[1] Existen distintos problemas con la notificación tanto a nivel cuantitativo como cualitativo. La dirección de epidemiología misma reconoce que existe entre un 20 y un 25% de subregistro en cuanto al sida.

aumento de los casos de mujeres, hemos visto el consecuente incremento de los casos perinatales. Asimismo, hemos constatado el descenso relativo de los casos de contagio homosexual y el aumento del contagio heterosexual.

Mes con mes conocemos el número de nuevos casos y contamos con la cifra total de casos acumulados. Sabemos que para el 30 de septiembre había 5 113 casos, de los cuales 4 394 eran hombres y 719 mujeres.[2] Pero ¿qué tan a menudo nos detenemos para pensar que detrás de cada uno de esos números está o estuvo una persona de carne y hueso? Una vida, una historia, alguien como cualquiera de nosotros que se encontró de repente atrapado en un torbellino sin salida.

Hoy nos encontramos aquí en una jornada, dedicada a las mujeres, de lucha contra el sida. Y esa dedicación se justifica porque nuestro lugar en la sociedad determina que las mujeres seamos especialmente vulnerables a esta enfermedad. En vez de llenarlos de datos, quisiera compartir con ustedes un testimonio. Se trata de una madre joven infectada, a la que llamaré Alma y que es solamente una entre las miles de infectadas que hay en nuestro país.

Escuchémosla:

> Tengo 18 años. Éste es mi primer hijo y tiene 6 meses. Yo estaba trabajando como trabajadora

[2] *Boletín Mensual Sida*, año 4, núm. 9, septiembre de 1990.

doméstica. Cuando supe lo de mi bebé, decidí irme con mis papás, pero me sentí igual de sola. Ellos me decían que yo no podía tener eso, que estaba yo loca. Yo me sentía muy mal y me venía al hospital. Mis papás me decían que si igual mi hijo ya se iba a morir, que lo dejara en la casa. Pero yo me lo traje al hospital sin que supieran mis papás. Ya está aquí el niño, pero yo lo veo muy mal. Aquí me quedo día y noche y sólo salgo para cambiarme o comer algo. Pero aquí yo estoy sola. No sé si sea por la enfermedad del niño, pero ni mis papás ni mis amigos, nadie acude. Yo tuve al hijo sola. Creo que al papá ya le habían diagnosticado eso. Creo que él ya lo sabía y sabía que en unos años se le iba a manifestar, y no quería que yo lo supiera o lo viera. Teníamos dos años de estar juntos. Él me decía que era soltero, pero no sé si es verdad, porque no se casó conmigo. Nunca me comentó nada, pero me di cuenta de que empezó a enfermarse cuando iba a nacer el niño. Siempre me iba a ver y a preguntarme cómo me sentía yo; por eso sospecho que ya sabía. Iba a preguntarme que cómo me sentía y que cómo me decían que iba el bebé. Cuando supo que me embaracé, me dijo que no tuviera yo el niño. Yo le decía que por qué, que si era porque no lo quería mantener o no le quería dar su apellido. Él me decía que no era por eso, pero que no lo podía tener y yo le decía que sí podía. Pero nunca me dijo que estaba infectado, pero no se quería casar conmigo. Yo sólo conocí a unas primas suyas, pero a sus papás no los conozco, ni supe dónde vivía, ni le pedí su dirección, porque no quise que pensara que lo iba a ir a buscar para pedirle algo para mi hijo. Según él, me iba a cuidar para que no me embarazara, pero nunca usó nada. Durante un año, no usé nada y no me embaracé. Le propuse que usara condón, pero no quiso. Quiso que yo usara pastillas, pero yo no quise porque traen problemas. Él esa vez no me preguntó nada y sí eran mis días fértiles. Él se esperó que yo le dijera algo, pero yo no le dije nada. Yo lo veía cada ocho días o dos veces por semana. Él es policía auxiliar. Pero ahorita ya no trabaja donde trabajaba. Me siguió visitando hasta que faltaron 15 días para que naciera el niño. Entonces me fui para mi tierra y lo tuve. Quedé de regresar en una fecha, pero no volví. Me ha de haber ido a buscar y no me encontró. Antes de irme me fue a buscar y me di cuenta de que estaba mal. Estaba muy pálido y más delgado. Tenía como tres semanas de haberme ido a ver, y le pregunté por qué no había ido y me dijo que se había sentido mal. ¿Pues qué tienes? Pues que del estómago. Se veía muy mal. Tenía como tres años que le habían puesto una transfusión. En esa época, ya éramos amigos y yo supe cuando le pusieron la sangre. Salió muy delgado del sanatorio, pero se repuso. Hasta últimamente lo vi muy mal. Y no lo he vuelto a ver. Pero yo sí quisiera volverlo a ver. Por más que lo he buscado sus amigos no me dan informes de él. El niño lleva mis apellidos.

El niño tuvo su primer síntoma al mes y medio de nacido. Yo seguí trabajando en la misma casa. Jamás pensé que el niño tuviera eso. Pensé que era una infección cualquiera. Yo igual tuve una infección al año de haber tenido relaciones con él. Pensé que él me la había contagiado, pero no pensé que fuera eso. El niño tuvo casi las mismas manifestaciones que yo. Le empezaron a salir ganglios, y a darle fiebre. Le empezó con una gripa, le daban penicilina y no se curaba o duraba un tiempo y luego al mes se volvía a enfermar. Fui a muchos hospitales y finalmente me recomendaron este hospital. Vine a fines de febrero, y lo internaron porque ya era mucho lo que tenía. Eran los ganglios de las axilas, del cuello y de las piernas. Tenía inflamado el hígado y el bazo. Diarrea no tuvo, ni pulmonía, sino más bien la fiebre y los ganglios. Me dieron el diagnóstico de mononucleosis infecciosa. Me decían que en siete u ocho meses se iba a componer con el tratamiento. Lo dieron de alta, pero luego se volvió a enfermar. Le empezó la fiebre y la tos y no podía respirar; se ponía morado. Como a la semana me lo diagnosticaron: neumopatía crónica, insuficiencia respiratoria, pero me decían que lo cuidara y que se iba a curar. ¡Como si no lo hubiera estado cuidando! Lo volvieron a dar de alta y yo hacía todo lo que me decían los doctores. Le sacaron sangre para hacerle unos estudios, para ver si ya lo podían vacunar. Hace como tres semanas vine a ver si seguía con el tratamiento y si lo podía vacunar. Me dijeron que no lo podía vacunar y de ahí me pasaron a urgencias y yo me preguntaba por qué me pasarían a urgencias si el niño en ese momento no tenía fiebre y estaba comiendo bien. Y le pregunté a la enfermera. Ella me dijo que no sabía por qué, pero que algo le notarían al niño. Empezaron a pasar los doctores. Decían: este niño ya es conocido del hospital. Fueron por el expediente y me mandaron a que le sacaran sangre. Después vi a una doctora que me dice: ¿que no sabe que su niño tiene sida? No, le digo, y pensé: esta doctora me está confundiendo, está equivocada. Le dije: me está usted confundiendo; pero ella me dijo: sí, aquí estoy viendo que es usted, ¿qué, no sabe? Le digo: no. Y usted también lo tiene. No, le digo, cómo es posible, yo no tengo nada. Sí, me dice, usted lo tiene. Su niño y usted lo tienen. Usted, me dice, ¿cuántos compañeros tiene? Nada más uno. Pues ya no vaya a tener más, para que ya no siga infectando. Yo todavía le dije: me está confundiendo o cara de qué me ve. Ya entonces llegaron dos o tres doctores más y les dijo: ¿qué no le han informado a la señora lo que tiene su niño? No, dicen. Todos se me quedaron mirando y yo los empecé a ver. Me veían con cara de lástima. Digan la verdad, por qué nadie me ha dicho nada ¿por qué? No, dicen, ahorita van a hablar con usted. Me regresaron a urgencias con otra doctora. No me querían decir. No, mire, su hijo tiene un problema viral. Sí ya sé que tiene un problema viral: hace rato me dijeron que tenía sida. No, señora, no tiene sida. Sí, doctora, me dijeron que tenía sida; dígame la verdad le digo, para irme haciendo a la idea. Me veía muy valiente, porque yo estaba muy desesperada. Pues sí, dice, fíjese que su niño tiene el virus del sida. ¿Por qué me dicen que tiene sida, si todos los estudios que le habían hecho salieron negativos y los míos también? A mí también me habían sacado dos o tres veces sangre. Le digo: yo no tengo nada. No, dice, de los suyos todavía no se sabe, pero lo más seguro es que sí, porque si el niño lo trae así de chico es porque ya lo traía de nacimiento. Me sentí tan mal que no lo quería creer. Pensaba que si lo tenía era porque lo habían infectado en el hospital. Pero después me puse a pensar en que al papá le habían puesto sangre y en la manifestación mía y después sí, ya pensé que era eso. Después de eso, me fui a mi trabajo y les comenté a mis patrones y les dio mucha lástima, o no sé qué les daría. Yo les dije que ya no podía seguir trabajando; no es porque no quisiera, pero no me quedaban fuerzas para seguir trabajando. Yo tenía que irme para mi casa porque no sé, me daba pena que pensaran que yo por mi gusto los pudiera contagiar. Tuve miedo que me dijeran cualquier día: ¿sabes qué?, vete. Al día siguiente me fui. Después llamé a mi patrona y le dije que si quería, en lo que encontraba muchacha, yo le ayudaba, pero me dijo que no, que su marido tenía miedo. A mí con el calor me sale sangre, entonces tienen miedo de que yo pueda contaminar algo. O a los nietos, no queriendo yo.

No quería decirle nada a nadie más. Finalmente, les dije a mis papás, pero no me quieren creer. Estoy ahora con mi hermana y tengo mucho cuidado en no infectar nada, y ya saben que con contacto casual no se pega.

Mi bebé está muy mal. Cuando ingresó estaba mejorcito. La fiebre se le controlaba; yo lo bañaba. Pero ha empeorado. No tenía ni tos, podía llorar, abría sus ojos. Ahora ya no puede llorar. Ya no abre sus ojitos.

Yo veo que ahora las enfermeras no se acercan al niño, pero igual, no sé, me da pena decirles que tiene algo. Antes sí me les acercaba y les decía: miren el niño necesita esto; pero ahora veo que les da miedo a algunas. Me preocupa cómo lo tratan cuando no estoy yo, si le dan de comer. Yo veo que han tomado distancia. Yo les tengo que decir si el niño necesita oxígeno o si le toca comer.

Antes, ellas estaban pendientes. Le tomaban la fiebre, pero ya no, y apuntan cualquier cosa. Yo se la tengo que tomar. Apuntan que no tiene y yo les digo que se la acabo de tomar y que sí tiene, o regreso de irme a bañar y el termómetro está exactamente como lo dejé. Les reclamo que no se la han tomado y dicen que sí que está apuntado, que sí. Ahora lo tienen aislado; antes podía bañarlo. Sólo les avisaba a las enfermeras, pero ahora no lo puedo ni bañar. Les pido compresas para bajarle la fiebre y no me las dan; me dicen que lo deje como está a ver si se le baja. Los doctores tampoco se acercan mucho. Hay mucho rechazo a mi niño.

No sé qué voy a hacer. Yo por mí no sentí miedo. El saber que tengo ese problema y que me voy a morir no me da miedo, sino que lo siento por el bebé, por nadie más. Lo siento por mi bebé. Yo francamente preferiría que el bebé muriera para que no siga sufriendo y es lo que estoy esperando, aunque me duela. Ya sé que no tiene remedio. Sé que me va a doler bastante, pero tiene que pasar. Pero ya quisiera que pasara, porque veo que sufre bastante y también sé que yo no voy a durar toda la vida.

Quisiera encontrar otra vez al papá. No para reclamarle, sino para que no me sintiera tan sola, para que él me diera fuerzas. No le reclamaría; al contrario, le iba a agradecer que estuviera conmigo. Si lo encontrara, no le reprocharía. Yo lo quiero bastantísimo. Me siento muy mal de saber que él se va a morir de eso; pero yo también me voy a morir.

Al poco tiempo de haber registrado el testimonio de Alma, murió su hijo. A mí, como mujer y como madre, me quedarán grabadas por el resto de mi vida la cara de esta mujer y la figura agonizante de su hijo. Y me resulta muy difícil escribir o leer estas líneas sin conmoverme. Pero como antropóloga y feminista quisiera, a manera de conclusión, enumerar algunas cuestiones que este testimonio nos permite entender más alla de lo que nos pueden decir las estadísticas:

1. Muchas mujeres descubren al mismo tiempo que su hijo tiene sida y que ellas están infectadas.
2. Muchos hombres mexicanos se niegan a utilizar condón (algunos probablemente conociendo el riesgo).
3. Las personas infectadas son terriblemente estigmatizadas, inclusive por sus familiares.
4. Muchas personas infectadas o enfermas pierden su trabajo.
5. En los hospitales no se está atendiendo adecuadamente a los pacientes con sida, ni siquiera a los infantes.
6. El personal de los hospitales no está capacitado para manejar de forma adecuada la notificación del diagnóstico de sida.
7. Muchas personas infectadas introyectan el estigma del sida y actúan como si se justificara el maltrato a que son sometidas.
8. Después de un diagnóstico de sida nada vuelve a ser igual.

Yo les pregunto ¿qué podemos hacer para cambiar esto?

EL SIDA, EL DESEO Y SUS PARADOJAS

María Antonieta Torres Arias
Círculo Psicoanalítico Mexicano

Uno no puede apartar de sí mismo la impresión de que el sida nos enfrenta a lo ominoso y, en el sentido freudiano del término, a lo familiar vuelto terrorífico; nos enfrenta a lo que excita angustia y horror. Si no ¿qué hay de más familiar en el hombre que el deseo sexual? A esto se suma el hecho de que desde hace algunos años circula en el discurso social que el sida es una enfermedad adquirida por transmisión sexual y que se presenta básicamente entre homosexuales, lo cual hace que dicha enfermedad sea estigmatizada y equiparada con la sífilis del siglo pasado.

Susan Sontang[1] señala que la transmisión sexual de esta enfermedad, considerada por lo general como una calamidad que uno mismo se busca,

[1] Cf. Susan Sontang, *El sida y sus metáforas*, Barcelona, Muchnik, 1989, p. 32.

merece un juicio mucho más severo que otras vías de transmisión, en particular porque se entiende que el sida es una enfermedad debida no sólo al exceso sexual, sino a la perversión sexual. Es decir, es una enfermedad infecciosa cuya vía de transmisión más importante es de tipo sexual, por lo que pone en jaque, forzosamente, a quienes tienen vidas sexuales más activas.

Para discernir con claridad lo peligroso de este discurso es conveniente observar dos direcciones contrarias: morir de sida no es pensar la muerte como algo espontáneo y natural, sino como el acto violento de una voluntad maligna, lo que conlleva, como diría Foucault, el control y medicalización de la conducta sexual de los sujetos.

Asimismo, conviene observar que el sida es un elemento más que parece burlarse de todo poder humano, como las violencias propias de la naturaleza (terremotos, huracanes, etc.) y las provocadas por el ser humano (devastaciones, guerras, contaminación, etc.), cuyas consecuencias sobre hombres y mujeres son las de estar permanentemente amenazados por la violencia misma y por la muerte. Ante esto el ser humano es impotente como sujeto singular; carece de defensa frente al hiperpoder del destino. Ahora bien, si el sida ocupa gran parte de nuestra atención es justamente por lo que representa. Es decir, parece ser el modelo de todas las catástrofes que las poblaciones privilegiadas suponen les han sido deparadas.

Sin embargo, no es lo mismo hablar de una

amenaza de muerte distante, aun futura y ajena al sujeto singular, que hablar de un peligro de infección y muerte que ronda la cotidianeidad y del cual se puede ser víctima inocente.

La "peste", dice Sontang,[2] es la metáfora principal con que se entiende la epidemia del sida; es una enfermedad no sólo repulsiva y justiciera, sino además invasora de la colectividad. En consecuencia —desde el punto de vista psicoanalítico—, el estado anímico de los sujetos, sea consciente o inconsciente, es el de una expectativa angustiosa y una grave afrenta al narcisismo originario, debido a la ineficacia de todos los alardes técnicos que no aportan la prueba de un poder sobre la muerte. Ante el sida, el ser humano reconoce su vulnerabilidad porque la ciencia aún no lo libra de la muerte.

En el discurso social circulan dos fantasmas: que el VIH fue transmitido del mono verde al hombre —¿acaso el humano se animaliza?— y que es producto de la guerra bactereológica —¿entonces proviene de la crueldad del hombre? Cualquiera que sea la forma como se piense, el sida viene a ser un castigo y una fatalidad más por la transgresión de los valores y normas, sean religiosos o culturales o ambos, especialmente cuando son referidos a la heterosexualidad monogámica y la familia. Por lo tanto, la sexualidad pasa al orden de lo siniestro y satánico y el sida deriva en

[2] *Ibid.*, p. 51.

"peste apocalíptica". Lo que no es otra cosa que un tipo de pregunta acerca de la muerte.

Detengámonos un poco. Observemos que la oposición entre la vida y la muerte es constitutiva y estructurante del sujeto. Alrededor de la muerte, del vacío, la nada, el silencio, o como se quiera nombrar, sólo hay preguntas, fantasmas, espantos y, sobre todo, creencias. Dice Mannoni[3] que semejante profusión en nada cambia la realidad de la muerte: ella no deja de tener efectos en la vida: no se puede sublimar porque no es un modo de vida. En oposición al mutismo de la muerte, en el lado de la vida el sexo habla, hace ruido. Por lo tanto, muerte y sexo son los dos polos de todas nuestras creencias; creencias tan difíciles de volver conscientes y que se manifiestan de modo muy distinto en cada uno, pues dependen de la neurosis propia, de la historia singular, particular.

Esta realidad del hombre se hace añicos con el sida, porque los dos polos, muerte y sexo, pierden justamente su carácter de oposición y se constituyen en una unidad que desarticula la sexualidad del campo simbólico y la apresa en lo puramente imaginario y corporal. Por otra parte, esta unidad atrapa el deseo en una paradoja irresoluble: el deseo deja de ser el medio que contrarresta la pulsión de muerte, para constituirse en el modo de

[3] Cf. Octave Mannoni, *Un intenso y permanente asombro*, Buenos Aires, Gedisa, 1989, p. 211.

imaginar, incluso de provocar precisamente a la muerte.

No sorprende, entonces, que para defenderse de la muerte la tendencia de nuestras sociedades sea la segregación. Mannoni puntualiza que hoy la segregación de muertos y moribundos corre pareja con la de ancianos, homosexuales, inmigrantes, delincuentes, etc.[4] Hace algunos años se hicieron intentos por segregar a los pacientes sidosos, pero el incremento de las cifras estadísticas lo vuelve inútil. La amenaza está aquí, presente en todos, y no la podemos negar lisa y llanamente. Cabe recordar a Sennett,[5] quien afirma que la modernidad impone al hombre la necesidad de crear un nuevo sistema de signos para considerar la imposición del dolor como un modo central de expresión. Si esto es cierto, entonces se impone una trasmutación del erotismo y de las formas de intimidad.

Este foro pretende dar cuenta del problema del sida en la mujer. La inquietud seguramente surge por el incremento estadístico de casos entre mujeres y niños, lo cual significa que la enfermedad no se circunscribe a homosexuales, negros o drogadictos, sino que atañe a todos, independientemente de raza, nacionalidad, edad, género y costumbres de vida.

[4] *Ibid.*, p. 212.

[5] Cf. Richard Sennett, *Narcisismo y cultura moderna*, Barcelona, Kairós, 1980, p. 28.

Primero pensemos el problema de manera tangencial. El narcisismo puede ser un punto de partida por estar vinculado a la sexualidad femenina y por su relación con el sida. Abreviemos, Freud remarcó que la femineidad es el deseo de ser amada, elegida; de ser objeto de una valoración narcisista particular. Pero entendamos que si la mujer narcisísticamente desea ser amada es, ante todo, por ella misma. Pero sólo se puede gustar a sí misma si se sabe ser el deseo de otro. De aquí que su entrega sexual, en muchas ocasiones, es para ser deseada, con lo que renuncia a sus propias exigencias sexuales y a su desarrollo personal, a su autonomía intelectual, económica, social, etcétera.

En una búsqueda de integridad narcisista, que su condición de castrada le niega, la mujer valorizará su yo corporal en un sentido cada vez más amplio: parte de su cuerpo, sus vestidos y sus adornos hacia su "interior", su casa y todo lo que funciona en tanto soporte material de su vida amorosa. Este mismo registro incluye al hombre y a los hijos, como el sello de esta unidad que es propia de la investidura narcisista.

La mujer es, ante todo, narcisista, afirma Grunberger,[6] y sabemos que la divisa del narcisismo es "todo o nada", porque la perfección no puede ser dosificada, racionada; existe o no exis-

[6] Bela Grunberger, *Jalones para el estudio del narcisismo en la sexualidad femenina*, Barcelona, Laia, 1985, p. 100.

te. La mujer inviste su yo. Esta investidura se extiende concéntricamente y tiene siempre, como centro, su amor hacia sí misma, y del amor en general quisiera que fuera igualmente investido en espejo por su compañero. En otras palabras, la mujer vive en y por el amor.

A partir de lo anterior volvamos a nuestro asunto. Es necesario comprender que las reacciones de la mujer frente al sida difieren de las del hombre, porque la de por sí compleja condición femenina se problematiza. El sida representa para la mujer una amenaza; fantasmáticamente significa una renuncia a todo aquello que le procuraría un resarcimiento narcisista, como acceder al deseo del hombre, del hijo, del ser mirada con deseo. Es decir, a la mujer el sida le trueca, de alguna manera, su identidad y su deseo.

Esto nos lleva a examinar la importancia que tiene la forma de contagio del VIH. No es lo mismo adquirirlo a través de múltiples relaciones sexuales, drogadicción, etc., que infectada por la pareja a la que ella es fiel, que por transfusión sanguínea, etc. En el primer caso hay, de cierta manera, una participación activa, un riesgo personal que genera culpa; en el segundo caso hay una pasivización del sujeto que puede provocar vergüenza.

La idea de culpa, señala Green,[7] se liga con

[7] André Green, *Narcisismo de vida, narcisismo de muerte*, Buenos Aires, Amorrortu, 1986, p. 168.

una internalización de la idea de falta o de pecado; es el resultado de una transgresión. En cambio, la vergüenza es deparada por una fatalidad; un castigo implacable que ni siquiera guarda relación con una falta objetiva. La vergüenza alcanza inexorablemente a su víctima; tiene que ver más con el narcisismo, mientras que la culpa es la consecuencia de una falta en que la voluntad humana se empeña en el sentido de una transgresión; se relaciona más con el objeto, con el otro.

Si, como hemos visto, para la mujer el cuerpo es el soporte narcisista por excelencia —como objeto de goce, como medio de procreación, como fuerza de trabajo; el cuerpo como lugar para medir su narcisismo como fuente de creatividad y transformación—, podemos entender, entonces, lo que para la mujer significa tener sida, o CRS o ser positivas a anticuerpos: equivale a perder toda certeza sobre su ser querible, deseable; la mujer pierde la posibilidad del goce. Para ella todo está perdido porque nada puede lavar la humillación del honor manchado, la decepción de un objeto de amor, la culpa por la transgresión. La consecuencia de todo esto es la depresión.

Psicoanalíticamente hay otras características que no debemos pasar por alto. Una de éstas, el acto de conciencia, es fundamental tanto en la mujer como en el hombre, porque el sida despierta la conciencia y la percepción del cuerpo; exacerba el narcisismo corporal que recae sobre el sentimiento del cuerpo, o sobre las representaciones inconscientes del cuerpo. La angustia que suscita la unidad amenazada, la dispersión, la fragmentación corporal es, en cierta medida, una angustia incomunicable, el anuncio de una muerte que conlleva la vergüenza y la culpa. Por lo tanto, no es una muerte digna que se pueda compartir con otros.

El enfermo sabe que despierta miedo y rechazo; que está condenado a la soledad y el aislamiento, a una muerte solitaria y silenciosa. Por eso muchos prefieren callar que son CRS o que tienen sida. Según la opinión de algunos autores,[8] esta negativa a la comunicación y a la entrevista es más frecuente en las mujeres, lo que no nos extraña, pues la sexualidad femenina siempre ha sido objeto de represión y de censura.

Por lo tanto, el sida expone al yo del sujeto a un tipo de angustias muy amenazadoras, como las angustias narcisistas o las de desintegración psíquica.

Otra de las características aludidas está implícita en la oposición entre dolor-corporal y dolor-psíquico. Freud opone experiencia de dolor y experiencia de satisfacción; antagonismo inscrito en el cuerpo mediante dos experiencias corporales irreductibles: el dualismo fundamental de placer-dolor. Sobre el placer se puede decir mucho de lo que todos conocemos. En cambio, el dolor es cho-

[8] Cf Richardson, *La mujer y el sida*, México, Manual Moderno, 1990.

que, supone la existencia, el develamiento de los límites del ser, del yo; implica una descarga interna. El dolor, dice Freud,[9] provoca una herida, una hemorragia interna, un agujero en la psique.

Podemos imaginar el dolor de la mujer cuando por tener sida, CRS, o ser positiva a anticuerpos, se le impone la renuncia al embarazo, al aborto o la orfandad del hijo —también amenazado por la enfermedad. El dolor es una herida provocada por una pérdida del objeto, real o fantasmático, y la prueba por excelencia de la pérdida del objeto es el duelo. En estas condiciones la mujer se ve enfrentada a una doble pérdida: la de su propio yo corporal y la del hijo-cuerpo. Por lo tanto, la experiencia de dolor se efectúa en los registros del dolor físico y del dolor psíquico. Así, la mujer se ve enfrentada a la experiencia del dolor desnudo, absoluto; al doble duelo.

No obstante, aquí no acaba el problema. No podemos olvidar la estrecha relación entre el duelo y el odio. No nos extraña que el comportamiento de muchas mujeres contagiadas sea agresivo y destructor tanto para ellas mismas como para con los otros, particularmente cuando se consideran víctimas inocentes —real o imaginariamente— y las embarga la culpa y la depresión. En otras palabras, la angustia, la depresión, la culpa, el dolor, el duelo y el odio son desenlaces y desenca-

[9] Sigmund Freud, *Proyecto de una psicología para neurólogos*, (1950), en *Obras Completas*, vol. 1, Buenos Aires, Amorrortu, 1982.

denamientos naturales de la enfermedad y ninguna estructura psíquica está exenta de ellos, aunque se manifestarán según la singularidad de cada estructura psíquica individual y de su psicopatología.

El sida es una muerte anunciada que desencadena, como dice Pontalis,[10] un proceso radical de desenlace, fragmentación, dislocación, descomposición, ruptura; es un proceso que tiene que ver con la angustia consciente de la muerte y, más allá, con lo que representa la pulsión de muerte, lo siniestro. Este proceso afectará a lo real provocando escisiones del objeto, del yo, de toda instancia individual o grupal. El sida amarra el deseo con una paradoja: mueve, incluso borra, las fronteras entre sexualidad y muerte.

Para concluir, diremos que hablar de sida es hablar de una colectividad amenazada, y aún sin respuesta. El hombre no sólo enfrenta la angustia del sida, sino que ésta se viene a añadir a las ya existentes. Sin embargo, ésta es más relevante pues implica, además, un desenmascaramiento público de la intimidad; de los goces y deseos que hasta ahora se mantenían ocultos y silenciosos. No es casual el escándalo que produce saber del alto número de sujetos bisexuales, infieles, etc. En este sentido la condición de la mujer es muy delicada, pues no hay nada que la avergüence

[10] Cf. J. B. Pontalis, *Entre el sueño y el dolor*, Buenos Aires, Sudamericana, 1978, p. 248.

más que verse enfrentada a una denuncia pública de su vida privada, de su intimidad.

Entendamos que la mujer trata por todos los medios de cubrir su cuerpo, su deseo. Al decir de ellas: exigirle el sexo seguro al hombre es tanto como denunciarse como promiscuas o fáciles y, por otro lado, desconfiar de él es exponerse a la ofensa y hostilidad. ¿Será por eso que muchas mujeres prefieren correr el riesgo de ser infectadas antes que rechazadas?

Un fenómeno observable es una reacción refractaria a asumir la gravedad del sida y su incremento en toda la población. Nos enfrentamos con el mecanismo psíquico de la negación —no querer saber nada de eso— y su corolario, el de la omnipotencia narcisista —le sucede a otros—, por eso no es de extrañar que un gran número de sujetos actúen con una irresponsabilidad inconsciente. Y es que el sida, también, desenmascara las fantasías de muerte, deseo y castración.

Todo esto nos enfrenta al gran reto del diseño de los dispositivos técnicos, como los de información masiva, de prevención y tratamiento de la enfermedad. Finalmente, queremos resaltar el hecho de que la mujer requiere un discurso y una escucha que le ataña directamente en su femineidad y en los diferentes papeles que desempeña como mujer. Ésta es una tarea que no se ha hecho y es impostergable.

UNA PERSPECTIVA FEMINISTA ANTE EL SIDA

MERCEDES BARQUET
PIEM, *El Colegio de México*

Los mitos y las metáforas no pueden separarse de nuestra comprensión histórica de la experiencia del fin-de-siglo, porque son parte él, no solamente brotes decorativos en una descripción histórica, sino constitutivos de las experiencias mismas.

ELAINE SHOWALTER, *Sexual Anarchy*

No se muera de la pena. . .
puede morirse de sida
Cartel del Departamento de Salud de la ciudad de Nueva York

Indudablemente hay varias maneras de ver el sida. Yo me propongo, en este breve análisis, sondear los rumbos de las construcciones sociales: de la respuesta ya sea de aceptación o de rechazo, en fin, la codificación que la sociedad elabora con diferentes grados de conciencia y de intención, ante esta enfermedad de inmensas proporciones.

Reconozco que la magnitud y gravedad física, material, de una epidemia como la que ahora tratamos aquí, hace aparecer brutal el intento de analizarla en el plano de las representaciones culturales exclusivamente. Pero este mismo análisis nos puede permitir conocer y evaluar el terreno en el que nos movemos cuando tratamos de conocer cuáles grupos y por qué están siendo más afectados ahora por el virus, o cómo llegar a influir en el control y la prevención de la enfermedad, o aun más, cuando especulamos sobre el futuro de la sociedad ante ella.

Una vez que se nombra un hecho, una situación, una persona, se le da presencia, lugar, personalidad: se le reconoce existencia, se le atribuye ser, y esto mismo conlleva, de parte del nombrado, un impulso de identificación, la creación de una cultura propia (Foucault); e implica, por otra parte, una toma de posición: igualdades y diferencias entre el que nombra y el señalado, esferas demarcadas de posibles interacciones y de interferencias prohibidas.

Con la perspectiva de estos elementos en mente, me parece que podemos analizar el proceso por el que pasa y se organiza una sociedad como la nuestra, cuando se percata de la existencia del sida y se define frente a ella, recorriendo etapas que serían la del origen, el contagio, los avances de la medicina, la difusión de información, los mecanismos de control, y las propuestas alternativas. Para finalizar, a partir de estas consideraciones, con una elaboración sobre el sida como fenómeno cultural.

Si nos remitimos a lo que se ha querido identificar como los orígenes del mal, encontramos todo tipo de intentos de explicación:

a. mágico-religiosa, por là que se le ve como castigo divino a los excesos humanos;

b. científica, producto de investigaciones genéticas, de la soberbia del hombre por controlar o modificar la naturaleza;

c. política, como invento de un país, en la guerra militar bacteriológica;

d. racista, proviene de poblaciones negras y haitianas.

El desarrollo posterior de la epidemia ha hecho que se vayan desechando algunas de estas explicaciones por "imprácticas", y se organice la simbolización alrededor de un culpable, un acto reprobable y un juez que se autodesigna poséedor de la verdad o la normalidad. Como muy bien lo señalan e ilustran Pescador y Bronfman en su artículo "Sociedad y sida: viejas reacciones frente a nuevos problemas" (381-2), la sociedad procede, por un lado a la búsqueda de culpables —como han sido, por ejemplo, los judíos, los gitanos, las brujas o las mujeres contaminantes— que son entonces depositarios de ansiedades colectivas, y por otro lado, a una definición ciega de normalidad-anormalidad.

En el caso de sucesivas epidemias, señalan estos autores, la Iglesia en la Europa medieval se erige como juez de las relaciones transgresoras, canaliza el miedo y organiza la terapia colectiva. Pero también, y esto es fundamental, la sociedad se organiza en busca de conocimiento, remedio, cooperación y supervivencia.

En cuanto al sida ya hemos transitado por el intento de culpar a una raza, un país, un tipo de ciencia, hasta llegar a identificar a grupos sociales —homosexuales y drogadictos— cuyas conductas, sobre todo sexuales, resultan reprobables para un sector de la población. A la historia de las marginaciones se añade, de esta manera, un estigma letal.

El "castigo divino" aparece, pues, como merecido, identificado cara-a-cara con el transgresor —de costumbres relajadas, sexo sin amor, excesos sexuales, comportamiento bestial, degeneración, atentados a las leyes de la naturaleza—, juicio que se trasluce no sólo en declaraciones vulgares, sino aun en material de difusión de tipo "ilustrado" (véase, por ejemplo, Rius: 72).

El juicio, en todos estos casos, remite al ámbito de la moral social prevaleciente. Si bien es cierto que no todos los sectores de la sociedad comparten un mismo análisis sobre esta epidemia, el hecho de ser una enfermedad de transmisión por vía sexual, predominantemente, conlleva mitos, prejuicios y pruritos de grandes núcleos conservadores de la población, fenómenos que pertenecen a la esfera de la representación y la moral. Pero al mismo tiempo revela la existencia de numerosas prácticas heterodoxas y grupos transgresores de dicha moralidad, la que está muy lejos de ser aceptada por el total de la gente.

El sida se puede categorizar como enfermedad social (Castro: 414) no sólo por el altísimo número de afectados o potencialmente afectados, sino porque ha comprometido a importantes grupos de actores: enfermos, sectores organizados de la población, civiles y religiosos, grupos de apoyo humanitario, organismos e instancias gubernamentales. Sin embargo, la voz y expresión de estos actores está lejos de ser homogénea. Y aunque no voy a entrar en éste porque no es mi tema (ya lo tratará Alicia Lozano dentro de este mismo Foro), sí hay que considerar que la transmisión sexual del VIH le da un carácter muy especial al sida.

A pesar de que es claro que no es el ejercicio de la sexualidad por sí mismo el que provoca el contagio, esta vía de contaminación desata todo tipo de prejuicios sobre el comportamiento sexual aprendido y transmitido —muchas veces ¡tan deficientemente!—, sobre lo adecuado y lo prohibido en las relaciones íntimas, interpersonales: invade, pues, el ámbito de la vida privada y descubre la homosexualidad, la bisexualidad, la presencia clara de una doble moral social, y enfrenta a la sociedad con sus propias incoherencias.

A su vez, la enfermedad misma señala al (la)

transgresor(a), y "autoriza" a la sociedad de sanos (es decir "normales") a estigmatizarlo(a) y a marginalizarlo(a). Pero este mismo proceso le permite al (la) marcado(a) una autoidentificación, una toma de conciencia que puede ser fuente de fuerza, de claridad para proponer y luchar por reivindicaciones propias.

Los sectores conservadores de la población aprovechan el "castigo" para apoyar y confirmar su advertencia: quien sobrepasa los límites tendrá que enfrentar las consecuencias de su conducta reprobable. Esta posición se hace muy clara cuando se celebra el sida como castigo merecido por el libertinaje sexual de los años setenta y ochenta y se propone a cambio un énfasis en la familia y las relaciones sexuales monogámicas, cuando no el celibato.

Otras voces, sin embargo, toman conciencia del peligro de esta reacción conservadora y hablan de la nostalgia del amor cabalgado (Lagarde), y otras aun, de no dejar perder el gran terreno ganado por la revolución sexual, en aras de un temor provocado por la desinformación. Para la gente consciente, la revolución sexual nunca significó promiscuidad o comportamiento sexual irresponsable; representaba, más bien, la superación del conflicto y la vergüenza ante la práctica sexual.

Aquí interviene muy claramente el papel de la medicina y sus agentes. Si bien estamos frente a avances del conocimiento médico que han sido rapidísimos, su difusión es todavía muy limitada. A pesar de que la ciencia social es un síntoma cultural —como dice P. Gay—, la heterogeneidad de nuestra población en su acceso al conocimiento, y la prevalencia de múltiples mitos, dificultan enormemente el control de la epidemia. Si bien las campañas de prevención han superado problemas tan graves como empezar a hablar abiertamente de temas sexuales —contra la lamentable y criminal oposición de los grupos conservadores— se enfrentan a la dificultad de llegar a grupos muy disímiles, desde amas de casa hasta drogadictos, y de adecuar la información y el enfoque para cada uno de ellos.

Coincido con algunas voces (Kaplan, sobre todo) que señalan la campaña alrededor del énfasis en el uso del condón como muy loable, pero ciertamente limitada; no encuentro mucha información especialmente diseñada para la población adolescente (aunque sí hay propaganda, por ejemplo los folletos de Mexfam de la serie Gente Joven), con la cual sí se podría establecer un parteaguas si se llegara a incidir en un cambio de conducta al inicio de la vida sexual activa (para este grupo la información parece ir preferentemente vinculada a la prevención de cualquier enfermedad de transmisión sexual y al entrenamiento en anticoncepción). Por otro lado, prácticamente no se habla de métodos de prevención para la población lesbiana (excepto información producida *ad hoc* por estos grupos, como es el caso de Patlatonalli). También encuentro que está casi ausente del discurso la aclaración de que el riesgo de contagio es mayor durante la menstruación, fenómeno que de costumbre ha estado rodeado de mitos y secretos.

Es cierto que son muchas las carencias y que hay que enfrentar los riesgos mayores primero, pero entonces los grupos organizados tienen que estar pendientes de esta situación y generar su propia estrategia. También reconozco que es difícil influir en la conducta sexual individual y de grupo, sobre todo porque ésta es producto de patrones culturales internalizados y no rápidamente modificables. Pero la difusión del conocimiento *preciso, oportuno y adecuado* es fundamental para superar los inmensos riesgos de contagio por ignorancia —aunque aquí me atrevería a decir que la ignorancia es muchas veces una opción social ante la magnitud del problema, o una criminal autocomplacencia: la negación como defensa emocional, dice Klass.

Desde hace más de 20 años las feministas señalaron, y con razón, a las profesiones médicas como arena de poder masculino y de trato desigual hacia las mujeres; pero yo no me atrevería a afirmar lo mismo en el caso del tratamiento y la investigación del sida. Aunque sí identifico vacíos de información y atención. La temprana identificación del sida con grupos de hombres blancos homosexuales y/o usuarios de drogas intravenosas determinó en gran medida las campañas iniciales, dejando de lado otros grupos que entonces cayeron en mayor riesgo. Las mujeres entre 15 y 49 años son en México (Conasida: 10) y en el mundo (UNICEF:8) el grupo de población entre el cual el incremento del contagio es mayor hoy en día. Son más que obvias las consecuencias devastadoras de esta situación, si se les añade la feminización de la pobreza, la prevalencia de mujeres jefas de hogar, madres solteras, abandonadas, el contagio perinatal que puede echar abajo años de esfuerzo en materia de salud infantil (UNICEF: 9-10), el incremento de embarazos en adolescentes, las implicaciones aun para familias "integradas, tradicionales". Sin quererlo apoyar, pero reconociendo su existencia, el papel tradicionalmente asignado a la mujer como sustento emocional de la familia se verá afectado por el sida, y ello añade otra complicación: para muchas mujeres la maternidad y el cuidado de los hijos representa valores sobre los que se construye la identidad. Estas funciones se verán seriamente amenazadas por la imposibilidad de tener hijos libres del VIH, por la culpa de no ser fuente de sustento sino de enfermedad, o por la inminencia de la muerte.

Estoy muy lejos de sustentar una posición esencialista. No apoyo en absoluto la idea de que la maternidad sea *destino natural único* de las mujeres, como se nos ha querido hacer creer, pero sí reconozco que en esta cultura es esencial para muchas en la estructuración de su identidad.

Las respuestas de la sociedad son amplísimas y han ido desde la negación irresponsable hasta la satanización de los designados como culpables. Cada una de estas actitudes es matizada por elementos culturales: prejuicios sobre la sexualidad, miedo al descrédito de la virilidad y la fuerza, funciones estereotipadas de la mujer pasiva que no puede exigir cierta práctica sexual segura, distancia emocional entre el riesgo posible y la realidad individual, o confianza negligente en que la ciencia encontrará un remedio antes de que el mal me toque a mí. . . (Castro: 421-2).

Ya me he referido a las actitudes más conservadoras del moralismo religioso. Así que ahora quiero enfatizar otras propuestas positivas para enfrentar al sida, como son las redes sociales espontáneas de información y apoyo, y el gran esfuerzo de parte del sector salud para controlar la epidemia a la vez que se cuida de no ofender a unos cuantos. . . Yo creo que la estrategia tiene que ser más agresiva; por no ofender a algunos podemos caer en silencios criminales. Hay que hablar:

—para denunciar abierta y honestamente el amarillismo;

—respetando la intimidad, pero sin encubrir la realidad;

—para promover un cambio de conductas por responsabilidad y no por miedo;

—para despertar conciencia, contra la pasividad.

Encuentro que todas estas actitudes ya se están dando en nuestro medio, pero hay que impulsarlas:

> Espero y creo que la "revolución sexual" ha liberado a nuestra sociedad para siempre de la vieja culpa irracional y de la vergüenza sobre nuestros sentimientos sexuales naturales. Y que nunca retrocederemos a los días en los que se solía marginar y atormentar a quienes llevaban una vida sexual no convencional (Kaplan: 48).

Esta autora elabora una propuesta concisa y explícita de prevención del contagio, destinada a las mujeres: el "sexo seguro" llevado hasta sus últimas consecuencias, y no para disminuir los riesgos de contagio, sino para *evitarlo* del todo. Otros organismos (IPPF, por ejemplo) también proponen amor sin temores, vía conocimiento, respeto, conciencia.

Sin renunciar a las conquistas que nos aportaron los años de la revolución sexual, es preciso que las mujeres nos informemos y tomemos *nuestras* precauciones: nadie más las va a tomar por nosotras. No se nos propone volver al celibato o la monogamia por miedo, ni a la familia como refugio contra las perversiones: éstas son válidas, y muy válidas; pero sólo en cuanto elecciones conscientes. Kaplan propone conocimiento e investigación para una vida sexual plenamente satisfactoria, pero segura.[1]

Quisiera referirme ahora a esos mitos y metá-

[1] Agradezco a Manuel Gollás el haberme facilitado el libro de la Dra. Kaplan.

foras a los que aludía en un principio y que son parte no sólo de nuestra *comprensión* histórica del fin de siglo, sino de la *construcción* que elaboramos de esta etapa.[2] Con frecuencia hemos reflexionado sobre la característica de discontinuidad que parecemos asignarle al tiempo, cuestión que no deja de ser paradójica, dado que la medición del tiempo es un producto cultural para delimitar precisamente un fenómeno continuo.

La representación del sida, en este sentido, se puede enmarcar dentro de una concepción más general de las catástrofes sociales —y aun algunas naturales asociadas con el final de este siglo: la amenaza nuclear, el efecto de invernadero, la droga, la decadencia urbana, el crimen, el terrorismo— que pronostican un fin. El concepto implica, pues, ideas de *terminalidad* (*endism*), de un tiempo que se acaba, que "se nos viene encima"; de *fatalidad*, castigo irremediable para la degeneración; y de *reacción* social, para retomar los rumbos de lo normal, lo decente, lo aceptado.

Tanto las décadas finales del siglo XIX como las del siglo XX que estamos viviendo han sido épocas de "anarquía sexual", en las que aparecen las epidemias de sífilis y sida respectivamente. En las últimas décadas del siglo pasado surgen los

[2] Me guío aquí por el reciente trabajo de Elaine Showalter, *Sexual Anarchy*. Parece que proyectáramos nuestras angustias existenciales sobre la historia, cargando las crisis con significado simbólico, atribuyéndoles metáforas de crisis, muerte y renacimiento, p. 2.

conceptos de la *mujer nueva* y del *esteta* como arquetipos antitéticos que redefinían los significados de lo femenino y lo masculino. Es una época de escándalos sexuales: la sífilis, prostitución infantil, burdeles de hombres (Cleveland St., 1889), del juicio y la condena de Óscar Wilde por homosexualidad (1895). Todos estos acontecimientos cambiaron el nivel de percepción sobre la sexualidad y generaron respuestas feroces en campañas de pureza social y de preocupación sobre la moral pública.

En este fin de siglo XX también las amenazas de anarquía sexual generan reacciones de "pánico moral". Hay evidencias claras de transgresión tanto de los límites como de las definiciones de género y ante ellas, con argumentos apocalípticos, se juzga, se denigra y se margina la diferencia que no se tolera, que subvierte el orden.

Ambas epidemias surgen en momentos de crisis moral de la sociedad, cuando los valores aparentemente prevalecientes son cuestionados y las funciones de género pierden precisión: las esferas de lo esperado como femenino y masculino se confunden.

En ambos fines de siglo, muchos conservadores han visto la decadencia social y la anarquía sexual como producto de la alianza entre feministas y homosexuales (Showalter: 184). Y si bien es cierto que esta alianza se ha dado en algunos momentos, no ha sido unívoca ni carente de problemas. Hoy, sin embargo, esta alianza sí se plantea como posible —entre grupos que consideraríamos plurales: gays, feministas, socialistas, liberales— y ello permite prever una salida de la crisis, en la medida en que comience a reconocerse su presencia como sujetos sociales.

Sin embargo, entre la sífilis y el sida hay diferencias que en mucho responden a diferentes momentos históricos, de posibilidades de conciencia, expresión y movilización pública: La sífilis fue una afección anónima, individual —a pesar de su amplísima difusión—, padecida en secreto y básicamente heterosexual; "tenía cara, pero no voz". El sida es enfermedad social, colectiva, ha generado identidad y no se puede separar de la construcción social contemporánea de la homosexualidad como enfermedad (Showalter: 191).

—Mientras el enfermo de sífilis no se atrevía a hablar, el sida ha provocado movilización y activismo político-cultural: la enfermedad y el discurso han sido paralelos; el significado del sida ha sido retomado por postestructuralistas y posmodernistas (aun en el arte, como por ejemplo B. Kruger) muy pendientes del lenguaje, de modo que en parte el discurso ha estructurado a la enfermedad, y hoy es una construcción no sólo del amor, el temor y la marginación, sino del lenguaje también (Showalter: 192).

—La sífilis se representó originalmente como afección masculina, aunque cubiertamente también se relacionó con la homosexualidad y las prácticas antinaturales, y provocó esfuerzos de control de la sexualidad de los hombres; pero la originaria era la prostituta, cuyo cuerpo "pútrido" era depositario del mal; la esposa, los hijos y la familia fueron vistos como las víctimas inocentes. El sida se atribuyó original y preferentemente a la población homosexual, como ya sabemos, y a las prácticas antinaturales y antisociales de sectores de la población de antemano considerados como "escoria".

Es muy interesante traer a colación aquí, por su pertinencia tanto en el siglo XIX como ahora, el criterio de Ibsen que —refiriéndose a la sífilis— decía que no era producto de vicios y excesos, sino de la ignorancia, la represión, las prohibiciones religiosas, en fin, de la moral burguesa de su tiempo. (Nunca hay que pensar que las cosas se producen en un solo sentido.)

Showalter empieza con un argumento alentador:

> Los paralelos entre la anarquía sexual del fin de siglo y las crisis de género de nuestro tiempo son tentadoras, y es tentador también caer en la desesperación al contemplar la erosión de derechos ganados con tanta dificultad, y la perpetuación de equívocos contra los que se luchó tan duro, en una atmósfera de pánico moral. Aun así, si podemos aprender algo de los temores y los mitos del pasado, es que son tantas veces exagerados e irreales, que lo que parece anarquía sexual en el contexto de las ansiedades del fin de siglo, puede ser el movimiento embriónico de un nuevo orden (18).

Y yo termino con la propuesta de que contrarrestemos, en la medida de nuestras posibilidades, con información y precaución, las *epidemias mentales-morales* que acompañan a nuestra crisis de hoy.

BIBLIOGRAFÍA

Aldana, Alma. "Mujer, sexualidad y sida por la vida", *Los Universitarios*, núm. 13, 1990.

Castro, Roberto. "La Educación como estrategia prioritaria contra el sida: retos y dilemas", en Sepúlveda *et al.*, *Sida: ciencia y sociedad en México*, México, SS-INSP-FCE, 1989.

Conasida, *Gaceta Informativa*, número especial, enero de 1990.

Espina, Gioconda. "La crisis de la familia: ¿La Sagrada Familia?", manuscrito, Caracas, s/f.

Federación Internacional de Planificación de la Familia (FIPF-IPPF). *Hablando de sida. Una guía para trabajar en comunidad*, Bogotá, 1990.

Gay, Peter. *The Burgeois Experience. Victoria to Freud*, Oxford, Oxford University Press, 1984.

Kaplan, Helen S. *The Real Truth About Women and AIDS*, Nueva York, Simon & Schuster, 1987.

Lagarde, Marcela. "Nostalgia del amor cabalgado", *Los Universitarios*, núm. 17, 1990.

Liguori, Ana Luisa. "Políticas en salud: mujer y sida", en E. Tapia y P. Mercado (comps.), *Mujeres y políticas públicas*, México, Fundación F. Ebert, 1989 (Doctos. de trabajo núm. 18).

Mexfam. "Síndrome de Inmunodeficiencia Adquirida'', guión y transparencias, México, s/f.

______ Folletos diversos de difusión, serie Gente Joven, s/f.

Patlatonalli. ''La mujer y el sida'', folleto, México, s/f.

Pescador, Juan Javier y Mario N. Bronfman. ''Sociedad y sida: viejas reacciones frente a nuevos problemas'', en Sepúlveda *et al.*, *Sida: ciencia y sociedad en México*, México, SS-INSP-FCE, 1989.

Rius. *El amor en los tiempos del sida*, México, Grijalbo, 1988.

Sepúlveda, Jaime, *et al. Sida: ciencia y sociedad en México*, México, SS-INSP-FCE, 1989.

Showalter, Elaine. *Sexual Anarchy. Gender and Culture at the Fin de Siècle*, Nueva York, Viking, 1990.

UNICEF. *Children and AIDS: An Impending Calamity*, 1990.

PROSTITUCIÓN Y SIDA

PATRICIA URIBE ZÚÑIGA
Conasida

La prostitución femenina es una actividad que existe desde tiempos muy remotos; sus características y formas de organización han variado de acuerdo al momento histórico. Uno de los factores que ha dado origen a esta actividad ha sido el manejo social de la sexualidad, que ha convertido a la prostitución en una forma de controlarla. La doble moral sexual determina que la prostitución se use y se promueva y al mismo tiempo se reprima y margine socialmente. "El hombre destina a su esposa, a la 'mujer honesta', a la castidad, pureza e inocencia; pero esto no lo satisface" y usa a otra mujer, la prostituta, para liberar su deseo sexual y su ignominia. "Montaigne cuenta que los reyes de Persia llamaban a sus mujeres a acompañarlos en sus festines, pero cuando el vino les daba el suficiente calor y necesitaban dar paso a la voluptuosidad las volvían a mandar a sus habitaciones privadas para no hacerlas partícipes de sus apetitos inmoderados, y hacían venir en su lugar a mujeres con quienes no tenían obligación de respeto alguno."[1]

Asimismo, es innegable que el fenómeno social de la prostitución está íntimamente relacionado con el papel histórico de la mujer. La mujer ha sido definida por la sociedad por su sexo, por su capacidad de reproducirse, y no por lo que piensa o el trabajo que realiza. En relación con esto, Laforgue decía "sin otra preocupación y arma que su sexo, la mujer lo ha hipertrofiado y se ha convertido en lo Femenino. . . nosotros lo hemos hipertrofiado; ella está en el mundo de nosotros. . . ¡Pues bien! Todo esto es falso. . . Hasta ahora, con la mujer hemos jugado a las muñecas, y el juego dura desde hace mucho tiempo".

La mujer prostituta no sólo es definida por su sexo sino también por su trabajo, es una mujer que se dedica a una actividad estigmatizada, tolerada, a veces prohibida y otras permitida, pero siempre al margen de la ley.

En nuestro país se tienen registros de misioneros españoles que a su llegada al México prehispánico describieron la presencia de prostitutas en ceremonias religiosas y lugares que frecuentaban los altos oficiales y guerreros indígenas; estas mujeres eran consideradas esclavas o eran parte del tributo entregado por las otras tribus.

[1] Simone de Beauvoir, *El segundo sexo*, p. 337.

En la época colonial la prostitución fue alternativamente prohibida o reglamentada por diversas leyes como lo son las de Alfonso X el Sabio y las Partidas. Durante el imperio de Maximiliano se promulgó un decreto en 1865 reglamentando esta actividad. Posteriormente en los Códigos Sanitarios de 1891, 1894, 1926 y 1934 se establecieron disposiciones sobre la prostitución, fundamentalmente reglamentando los requisitos de las zonas de tolerancia y de cualquier local en el cual se ejercía el comercio sexual; asimismo se estableció el registro obligatorio de las prostitutas y de revisiones médicas y periódicas para ellas, y no para los clientes.[2]

Todas estas normas generalmente establecían obligaciones y sanciones para una de las partes: la que ofrecía los servicios, sin otorgar beneficios reales a las prostitutas y con violaciones frecuentes a los derechos humanos.

Debido a lo anterior, en 1938 México se adhirió al convenio internacional para la represión de la trata de mujeres mayores de edad, abandonando el sistema reglamentarista y adoptando el abolicionista. Este último pretende disminuir la trata de mujeres y proteger los derechos humanos de aquellas que se dedican a la prostitución. No prohíbe esta actividad, pero tampoco la legaliza favoreciendo, de este modo, una serie de instrumentos

[2] Licenciado Gonzalo Moctezuma Barragán, Dirección de Asuntos Jurídicos e Internacionales, Secretaría de Salud.

normativos que mantienen a la prostitución al margen de la ley y la convierten en "tierra de nadie".

Actualmente en la mayoría de los estados de la República Mexicana prevalece el sistema reglamentarista, y sólo en algunos estados y en la ciudad de México se ha establecido el sistema abolicionista. Este marco jurídico, así como las medidas coercitivas y la marginación social en la cual se encuentra la prostitución, dificulta el acceso y el estudio de este grupo. Existen pocas investigaciones reportadas que nos ayuden a conocer a las mujeres prostitutas.

Pero pareciera que, de pronto, los investigadores y la población general nos ocupáramos de este grupo, del cual generalmente no hablamos o negamos que exista. Da la impresión de que hubiera sucedido algo, algo inesperado, que nos obligara a hablar del tema; o, tal vez, sea el resultado de una conciencia social en la cual se plantea que para conocer y entender a la sociedad en la cual vivimos importan todos los individuos, no sólo los que siguen la norma, sino también los que aparentemente no siguen lo establecido, los grupos minoritarios y marginados como los formados, entre otros, por los hombres y mujeres que se dedican a la prostitución.

Tal vez sean una o varias las razones, pero uno de los hechos que ha motivado el estudio de la prostitución en los últimos años ha sido su relación con las enfermedades sexualmente transmisibles y el sida.

Ante la aparición de cualquier enfermedad sexualmente transmisible siempre se plantea la necesidad de estudiar el papel que juegan los individuos que ejercen la prostitución en la diseminación de las mismas. Al inicio de la epidemia del sida, la transmisión se relacionaba con homosexuales y drogadictos intravenosos, pero al pasar el tiempo fue siendo cada vez más claro que existían diversas formas de adquirir esta nueva enfermedad. Uno de los mecanismos de transmisión del sida que cada vez tiene mayor importancia por su aumento progresivo es la transmisión en las relaciones sexuales hombre-mujer. En México actualmente 16% de los hombres adultos han adquirido el sida por relaciones sexuales con mujeres y 30% de las mujeres con sida lo adquirieron por contacto sexual con varones.

Algunos investigadores han sugerido que la prostitución puede jugar un papel importante en la diseminación del sida, y la Organización Mundial para la Salud, en una reunión consultiva sobre prostitución e infección por VIH que se llevó a cabo en julio de 1989, declaró que la prostitución es un medio propicio para la transmisión del sida, recomendando una serie de medidas preventivas para proteger tanto a los individuos que ejercen la prostitución como a sus clientes.

El papel de la prostitución en la transmisión del sida depende de varios factores entre los cuales destacan: la prevalencia de la infección por VIH entre los grupos de prostitutas, la frecuencia con la cual sea utilizado este servicio por la comunidad, la eficiencia de la transmisión de cada enfermedad (por ejemplo, la transmisión sexual de la gonorrea es 100 a 150 veces más eficiente que la del sida); la frecuencia con que se encuentren asociados otros factores de riesgo como es la drogadicción intravenosa, el tipo de prácticas sexuales y el uso o no de medidas preventivas.

Pero ¿cuál es la información que existe sobre el papel que juegan las prostitutas en la transmisión del sida a los varones?

"Al contrario de la creencia popular, las prostitutas son con frecuencia de las personas que inicialmente se informan y participan sobre la prevención de enfermedades sexualmente transmisibles incluyendo al sida",[3] ya que están conscientes de los riesgos que corren por su trabajo, sin contar con incapacidades médicas o servicios médicos asegurados para ellas y su familia. Rara vez se comenta la posibilidad de que una prostituta pueda ser contagiada por el cliente, y es el cliente el que generalmente se rehúsa a usar el condón, pensando que si ha pagado tiene el derecho de hacer lo que desee. Y por otro lado, en este momento en nuestro país es más factible que el cliente infecte a una prostituta que viceversa. Algunos autores han planteado la posibilidad de que un cliente pueda infectar a otro cliente a través del semen

[3] D. Richardson, *La mujer y el sida*, México, Manual Moderno, 1990, p. 36.

depositado en la vagina de la prostituta.

La prevalencia de infección por VIH dentro de la prostitución varía mucho dependiendo del área geográfica y de factores socieconómicos y culturales de cada país. En algunas regiones de África existe evidencia de transmisión de sida prostituta-cliente y cliente-prostituta desde 1983, por estudios realizados en Ruanda. En 1985 investigadores belgas encontraron en otro estudio de África Central que 24% de las mujeres con sida eran prostitutas y 81% de los varones con sida referían el antecedente de contacto con prostitutas, en comparación con 32% del grupo de varones de la misma región sin sida. En ese mismo año Kreiss en Nairobi, Kenia, concluyó que el nivel socioeconómico de la prostituta era un factor determinante para la infección. Encontró que 60% de las prostitutas infectadas eran de nivel socioeconómico bajo contra 31% de medio alto. En África las prostitutas se han infectado a través de relaciones sexuales y actualmente existen regiones donde se reporta que más de 80% se encuentran infectadas, en contraste con otras regiones donde se reporta una incidencia menor de 1%, como sucede en Accra, Ghana.

En países de Europa y Estados Unidos, donde predomina la transmisión homosexual y existe una alta incidencia de drogadicción intravenosa asociada a grupos de prostitución, se reportan prevalencias en mujeres prostitutas de 31.3% a 57.9%, y en ciudades donde no hay asociación de drogadicción intravenosa las prevalencias son menores de 5%. Recientemente el Centro de Control de Enfermedades ha coordinado un estudio multicéntrico en siete ciudades de Estados Unidos (Atlanta, Colorado Springs, Las Vegas, Los Ángeles, Miami, Newark/Jersey City/Paterson, y San Francisco).

Se estudiaron 835 prostitutas, 7.4% de las cuales estaban infectadas. De las 62 mujeres infectadas, 76% tenían el antecedente de drogadicción intravenosa, con lo que se confirmó nuevamente la estrecha correlación entre seropositividad y drogadicción. Las mayores prevalencias se encontraron en Newark: 57.1%, Miami: 18.7%, San Francisco: 6.2% y Los Ángeles: 4.3%. Estas mismas ciudades son las que contaban con las mayores tasas de incidencia en mujeres no prostitutas. Se encontró que los factores asociados a la infección en prostitutas son muy similares a los de las otras mujeres de la región. Un factor importante asociado fue el no uso del condón, sólo 16% reportó usarlo con su esposo o pareja y 78% lo usaban siempre con el cliente. De las prostitutas que siempre usaban condón ninguna resultó infectada.

En México, en estudios realizados en prostitutas por la Dirección General de Epidemiología, se encontró durante 1987 y 1988 en seis ciudades de la República Mexicana (ciudad de México, Tijuana, Monterrey, Guadalajara, Acapulco y Mérida) prevalencias de 0.9% a 5.2% para infección por VIH, con una asociación a drogadicción intravenosa menor de 1%. En otros estudios de seroprevalencia realizados en grupos de prostitución por la DGE/Conasida en 1988-1990 se reportó una positividad a infección por VIH de 2% en la ciudad de México; las mujeres que se están infectando con mayor frecuencia son mujeres jóvenes, con poca experiencia para convencer al cliente de usar condón y de nivel socioeconómico bajo, que no utilizaban el condón o lo hacían de manera inconstante. Y otro grupo de mujeres prostitutas infectado fue el de aquellas con experiencia, con gran número de parejas sexuales, pero que no usaban las medidas preventivas necesarias.

La caracterización de las mujeres que se dedican a la prostitución y los estudios de prevalencia e incidencia de enfermedades sexualmente transmisibles se basan en investigaciones realizadas en los grupos de nivel socioeconómico bajo o de más fácil acceso, como son las que trabajan en la vía pública o aquellas mujeres que se encuentran como población cautiva por registro obligatorio debido a la reglamentación establecida o por permanencia temporal en prisiones o centros de sanciones administrativas. Difícilmente se tiene acceso a otros grupos de la prostitución, como son los que pertenecen a la clase alta, donde existen mejores condiciones de vida y menor incidencia de enfermedades transmisibles, lo cual da por resultado una sobreestimación de la prevalencia real de enfermedades infecciosas.

Otro factor que puede interferir con la interpretación de las cifras es que muchos varones prefieren referir como factor de riesgo el contacto con prostitutas debido a las repercusiones y estigmatización que trae como consecuencia el declarar que se es homosexual, bisexual o drogadicto intravenoso. En Estados Unidos tanto la homosexualidad como el uso de drogas son razones para dar de baja a un soldado del ejército. Por lo tanto con frecuencia el contacto con prostitutas está sobreestimado como factor de riesgo para el sida.

La prostitución es un oficio ejercido por un grupo heterogéneo en lo que se refiere a las modalidades de trabajo y a su división en clases. Las generalizaciones que se hacen sobre este grupo son, por ello, inadecuadas y se deben a la escasa y deficiente información disponible. Existen prostitutas que trabajan de noche, sin ser vistas, otras lo hacen de día, expuestas a la vista de cualquiera; algunas trabajan todos los días, otras tres o cuatro veces a la semana o una vez por mes. En México al igual que en otros países existen diferentes niveles, en parte determinados por el lugar en donde trabajan estas mujeres, así, las que trabajan en la calle son las que tienen el más bajo estatus, después les siguen las de los bares o clubes nocturnos.

De mayor estatus son las que trabajan en casas de masaje y estéticas, lugares en los que se encuentran de unas 15 a 20 masajistas o estilistas que ofrecen todo tipo de servicio a clientes seleccionados. En el más alto nivel están las llamadas "call girls" y mujeres que trabajan en "casas especiales''. En la ciudad de México existen departamentos lujosos en áreas residenciales, donde las mujeres atienden a los clientes mientras se sirven bebidas y aperitivos costosos. En tanto que las mujeres que trabajan en la calle, así como las que trabajan en los bares y clubes nocturnos están expuestas y generalmente están registradas o son conocidas por las autoridades, la localización de las estéticas, ''casas especiales'' y ''call girls'' es secreta y, por lo tanto, son menos accesibles para investigaciones.

Pero también existen diferentes niveles socioeconómicos entre las mujeres que trabajan en la calle y en los bares, dependiendo de su localización y del área residencial circundante. Asimismo, existen diferentes formas de organización: puesto que ejercen su trabajo en un medio violento, deben aprender a protegerse, a estar unidas, y así existen grupos organizados con gran cohesión y solidaridad. Por otro lado, están los padrotes, dueños de los locales, policías y funcionarios que las explotan.

Finalmente, están las prostitutas que viven en condiciones más precarias, totalmente expuestas, aisladas, y sin posibilidades de cohesión ni de conciencia de grupo. Pero un factor común a la gran mayoría es que son mujeres que por diversas razones han tenido que salir a trabajar, son muchas veces cabeza de familia, con hijos a los cuales sostener, y no tienen otra alternativa para ganarse la vida. Estas mujeres durante el día son amas de casa, madres, esposas, como cualquier otra mujer, y de noche son prostitutas con la vulgaridad como maquillaje, la violencia, la rebelión y la rabia.

La separación entre su vida afectiva y su oficio es lo que las lleva muchas veces a protegerse de las enfermedades sexualmente transmisibles, pues en su trabajo se evitan las emociones, el otro es alguien extraño, desconocido, no hay lugar para la confianza y hay que protegerse. A veces usan el condón en este ambiente: de 70 a 83% de las que trabajan en la calle, con un promedio de 16.2 clientes por semana, reportan su uso con clientes, y sólo 30% de las que trabajan en bares, probablemente debido a que el promedio de clientes por semana de estas últimas es de 3.2. En su trabajo son entrenadas por las otras compañeras más experimentadas o por las representantes, con quienes comparten experiencias y se apoyan en las negociaciones con el cliente.

Pero al llegar a sus casas, con su esposo, amante o compañero, en la privacidad de su hogar, donde sí existe afecto, donde necesitan confiar y conocer al otro, ¿cómo utilizar el condón?, ¿cómo introducir algo que pertenece al otro mundo, al trabajo? y lo mismo sucede a veces con el cliente conocido, aquel al cual ya se estima, que a veces tiene un pequeño detalle para aquella mujer, con el cual ya existe cierta confianza.

Por el momento, las mujeres dedicadas a la prostitución en nuestro país tienen mayor riesgo de contagiarse de sus clientes o parejas sexuales, que los clientes de ellas; por lo cual deben protegerse y tomar las medidas preventivas necesarias en sus dos mundos.

Es necesario fomentar investigaciones para entender las actitudes, creencias y prácticas asociadas a la prostitución, así como la frecuencia y tendencias del sida y otras enfermedades sexualmente transmisibles dentro de este grupo. Los estudios no deben centrarse en el individuo que ejerce la prostitución sino también en la otra parte, que es el cliente y/o pareja sexual. La prostitución es una actividad interpersonal en la cual todo lo que haga una de las partes influye necesariamente en la otra.

Las investigaciones cuantitativas tienen que apoyarse en investigaciones psicosociales cualitativas que permitan no sólo medir sino caracterizar, realizar cruces estadísticos o diseñar intervenciones para establecer medidas de control y prevención en este grupo de la población.

Se debe buscar un mayor acercamiento con las mujeres prostitutas, pues de esta manera podremos conocernos mejor como sociedad y como individuos, y quizá ofrecerles un sistema que les permita transformar su realidad y, como mujeres, vivir por ellas y para ellas.

Conasida y la Dirección General de Epidemiología están realizando desde 1990 una serie de estudios que integran metodología cuantitativa y cualitativa en un intento por conocer e interpretar mejor aquellos comportamientos y actitudes de las prostitutas relacionados con la adquisición del sida y con el uso de medidas preventivas.

La información cuantitativa es de gran valor para entender cualquier fenómeno, pero para analizar el comportamiento sexual del ser humano es necesario contar con otro tipo de información no cuantificable, que puede ser obtenida a través de otro tipo de metodología.

En el apéndice se presenta una breve reseña de los resultados más importantes que hasta el momento se han obtenido a través de metodología cualitativa (14 grupos focales).

Apéndice

*Perspectiva psicosocial de la prostitución femenina en México. Análisis cualitativo** *(Grupos focales)*

Es de vital importancia detectar con la mayor precisión cuáles son los elementos psicológicos profundos que más interesan a este sector, en aras de favorecer el papel de las prostitutas como portadoras de información para poder prevenir las en-

* Esta parte del trabajo fue hecha por la autora en colaboración con el doctor Mauricio Hernández, director de Vigilancia Epidemiológica de la DGE, Secretaría de Salud y el psicólogo Víctor Ortiz, investigador de la Dirección de Vigilancia Epidemiológica, DGE, Secretaría de Salud. Agradecemos al doctor Avelino Gaitán González sus comentarios sobre los aspectos psicodinámicos.

fermedades sexualmente transmisibles y en particular el sida.

Uno de los hallazgos más importantes ha sido su profunda identificación con el papel materno, como elemento articulador de su vida entera. Esto no elimina otros campos de preocupación, pero a lo largo de los diferentes grupos explorados (prostitutas de vía pública de nivel socioeconómico muy bajo y medio) se encontró como constante la gran valoración que otorgan al hecho de ser madres.[4]

Esto pareciera estar cargado de diferentes significados, como la posibilidad de tener alguien por quien luchar: los hijos. Vislumbran en ellos la fuerza para poner un límite a sus experiencias de vida, su existencia determina los criterios para discriminar y tomar decisiones y, sobre todo, los hijos las hacen sentirse importantes y necesarias para alguien. En suma, les proporcionan objetivos de vida con el peso suficiente como para poder enfrentar las hostiles condiciones de trabajo.

Es fundamental recordar que este sector laboral se ve enfrentado a condiciones de trabajo marcadas por constantes como violencia, agresión, incertidumbre, inestabilidad, marginación y persecuciones. En general, se trata de categorías cercanas a lo comúnmente llamado ''sórdido''. Frente a la

[4] Durante los primeros meses de 1991 se realizarán entrevistas en diferentes ámbitos laborales, bares, estéticas, apartamentos, etc., a fin de contar con un panorama que abarque el espectro completo de las formas en que se ejerce en México la prostitución.

"sordidez" estas mujeres se ven forzadas a dar una serie de respuestas psicológicas que posteriormente analizaremos. Sin embargo, pese a todos estos obstáculos, el ser madre o la ilusión de llegar a serlo pareciera ser la fuente inagotable de valor, arrojo, paciencia y fortaleza.

Por el contrario, la identificación con el estereotipo de la "prostituta" como mujer perdida, superficial, vana, con terrible pasado amoroso que trata de olvidar en el alcohol, etc., pareciera ser mínima e incluso rechazada.

En los grupos de nivel muy bajo la identidad está basada en el "ser prostituta", se da la identificación y se asumen como propios y justificados los valores sociales negativos atribuidos a la prostitución. No se consideran seres humanos o mujeres, sino prostitutas, seres marginados, aceptando que su participación social quede determinada por el papel que desempeñan.

A diferencia de las pertenecientes a los estratos más bajos, las de nivel medio han cimentado su identidad en sí mismas pudiendo manejar con mayor libertad las condicionantes del papel "prostituta". Acaso por los mayores niveles de formación e información a los que han tenido acceso, acaso por las experiencias de vida, la familia de origen, el nivel de aspiraciones y expectativas sociales, tienen una mayor claridad en cuanto a quiénes son y a dónde van.

El ingreso a la prostitución puede darse a través de distintos mecanismos, y aquí aparecen también claras diferencias de acuerdo con los niveles socioeconómicos. El nivel más bajo tiende a realizar la iniciación a través de la figura del padrote. Es frecuente que, mientras aún trabajan de empleadas domésticas, el día de asueto conozcan al "hombre de su vida" en alguno de los parques recreativos de la ciudad de México (la Alameda Central o Chapultepec, principalmente).

Poco después de haber obtenido una prueba de amor, es decir, de que ella ha consentido en tener relaciones sexuales, el varón solicitará su ayuda para resolver un grave problema económico que amenaza la realización del hogar y la familia tantas veces prometidos. En virtud de su intensa dependencia, que ella confunde con un enamoramiento profundo, y con tal de no perder a su hombre, acepta cualquier propuesta, sometiéndose durante años, hasta que él —por lo general— la abandona o la cambia por otra mujer más rentable, es decir, más joven e inexperta. Cada vez con mayor frecuencia, aunque siguen siendo pocos los casos de nivel muy bajo, algunas mujeres deciden ellas mismas abandonar al padrote.

Estas mujeres son prácticamente incapaces de tomar sus propias decisiones, pocas veces llegan a comprender el significado y las consecuencias de su ingreso a la prostitución. La mayoría no asume nada, porque no ha comprendido nada, simplemente se deja llevar por sus compañeras, el padrote, los clientes y el entorno.

Dentro del nivel medio es más frecuente que

el ingreso se dé como una búsqueda personal para solucionar una situación económica crítica. Generalmente es la muerte, abandono o ausencia del compañero el motivo que las obliga a abandonar su papel de amas de casa. En menor proporción, pero no por eso estamos hablando de pocas mujeres, se trata de madres solteras rechazadas por la familia, carentes de todo apoyo. Otras más ingresan para resolver los problemas económicos que viven en el interior del país. En todo caso, las amigas o conocidas, que ya trabajaban dentro de la prostitución, son quienes las han ayudado a ingresar. Han tenido mejores condiciones como para elaborar y hasta decidir su ingreso; también se observa que cuentan con mayores posibilidades de generar y participar en procesos grupales y gremiales que las del nivel bajo, ya que han alcanzado un mayor desarrollo en cuanto a su identidad personal. En contraste, es muy frecuente que las de nivel bajo, a pesar de tener cinco años trabajando, no hayan asimilado el hecho de estar dentro de la prostitución. La experiencia les ha resultado devastadora y no cuentan ni siquiera con mecanismos grupales informales que les permitan esta elaboración.

En todos los niveles estudiados, el ingreso es vivido como una ruptura en sus vidas, incluso en aquellos casos en los cuales por vivir en una zona de prostitución o por ser hijas de prostitutas han tenido contacto permanente con el medio.

En general, se encontró que los recursos psicológicos utilizados para mantener el equilibrio e integridad del aparato psíquico están determinados por el grado de maduración de la identidad y representan un intento de control de su mundo. Por lo general se observa una mejor estructuración de la identidad y la utilización de mecanismos más adaptativos en el nivel medio que en el bajo.

Dentro de estos mecanismos aparece la identificación con el agresor como defensa ante las agresiones (verbales y físicas) del entorno. Otro mecanismo es la negación que se manifiesta en la pérdida del valor e importancia que se le concede a la vida. Un tercer mecanismo es la recurrencia a la "mentira" en todo nivel y frente a cualquier persona como manera de construirse refugios que en cualquier momento les permitan la coartada, el no compromiso, la no responsabilidad y la justificación.

Resulta claro que este tipo de respuesta constituye toda una serie de mecanismos de adaptación muy eficientes ante las exigencias tanto del trabajo como del medio social: al mentir no sólo están usando un mecanismo social ampliamente difundido, cuya presencia pueden constatar en todo su entorno, ya que es de la sociedad en general que han aprendido el juego de mentiras, sino que también cumple la función de proporcionar una explicación para los desafíos que no comprenden y es utilizado como una vía de supervivencia.

La presencia de estos y otros mecanismos defensivos detectados indican la utilización predominante de la creación de barreras contenedoras de situaciones, personas, tiempos, espacios, etc. Estas barreras se evidencian con toda claridad en la escisión sensorio/afectiva que establecen durante el servicio al cliente: experimentan placer/afecto a voluntad.

Si bien es cierto que esta cualidad no es exclusiva de las prostitutas, el manejo que hacen de ella sí las caracteriza de manera peculiar.

Resulta muy revelador que no desarrollen niveles de patología significativos a partir de este control/bloqueo "artificial" de la experiencia; mientras que cualquier otra persona, ajena a las condiciones de trabajo del medio, desarrollaría altos niveles de psicopatología.

Las barreras que con mayor frecuencia instauran durante su encuentro con el cliente son dos: contenedora de lo sensorial y contenedora de lo afectivo. La manera de mantenerlas es ocupando la mente/atención/pensamientos en el tema dinero/tarifa/tiempo.

Hay dos espacios clave dentro de la prostitución: afuera y adentro. Afuera es el momento de la negación, del primer contacto, del "diagnóstico" urgente sobre el tipo de cliente con quien habrá que enfrentarse. Es el momento de enganchar un buen arreglo o de evitar una mala experiencia.

El poder está en manos de quien paga, de quien escoge; el cliente experimenta poder sobre la prostituta. Adentro la situación se invierte: ella es dueña de su espacio, "adentro" también es dentro de ella, y es ahora ella quien decide, con toda su experiencia, cuál es la mejor manera de elevar la cuota del servicio. El juego, donde ambos son víctimas y victimarios a la vez, requiere de concesiones para no terminar violentamente. En todo esto ocupa su espacio psíquico a fin de contenerlo entre barreras.

Las prostitutas generalmente refieren la ausencia de todo tipo de sensación placentera durante el trabajo; pero es muy frecuente el señalamiento de diversas sensaciones y pensamientos de rechazo, que incluso llegan a somatizaciones importantes. Consideran al cliente como mera fuente de ingresos e inadecuado entablar cualquier tipo de encuentro diferente del que el varón busca y paga; así, abrir un nivel más profundo de relación con el "otro" significa forzosamente la posibilidad de perder el control arduamente establecido sobre un mundo hostil y difícil de manejar.

Estructurar la personalidad bajo una presión exterior e interior tan alta y mantenerla funcionando adecuadamente requiere de una gran cantidad de energía psíquica. No es raro encontrar caracteres "fuertes", incluso violentos, como resultado del hábito de responder certera, eficaz y rápidamente frente a las exigencias del aquí y ahora.

Como contraparte, aparece una extremada sensibilidad ante los problemas humanos. Son capaces de hacer grandes sacrificios cuando se topan con alguna necesidad que juzgan difícil de resolver; incluso en los casos en que se trate de alguna compañera con quien recién se han peleado (generalmente al competir por un cliente).

Para no sentir, piensan en el dinero, les ordena "su mundo" durante el servicio: evita angustia y culpas, bloquea sus afectos permitiéndoles soportar al cliente cuando éste les es desagradable sea por su aspecto físico, por "humores corporales" o por la torpeza con que las tratan, etc.; es frecuente el manejo de códigos grupales que califican de vergonzoso el llegar a experimentar placer con los clientes. Aunque reconocen que en algunos casos llega a suceder, y lo toleran como parte de la picardía, secretos y juegos grupales, resulta amenazador por estar más cerca del estereotipo de la mujer que se prostituye por placer.

Esto conlleva un fuerte condicionamiento sobre su vidas: no se sienten merecedoras de experimentar placer en ninguna de sus formas; excepto el placer de estar con los hijos, ser madres, servirles y decidir su vida entera en función de ellos, pero no se permiten un placer personal, ni mucho menos como mujeres.

Con su pareja sexual (no cliente), suelen darse relaciones conflictivas, sea porque el compañero no acepta el oficio de su mujer o porque lo ignora. En todo caso, sus frecuentes encuentros con varones las hacen conocer mejor que otras mujeres el comportamiento sexual y algunas actitudes de los hombres.

En consecuencia, las relaciones con la pareja

pierden la fascinación del descubrimiento de lo desconocido y quedan a nivel de "posibilidades sexuales no realizables con clientes", como el no uso del condón.

Respecto de la barrera contra lo afectivo, pareciera tener consecuencias a largo plazo: se convierte en la justificación de su violencia dentro del medio y permite tolerar el ser las perdedoras/escoria de la sociedad, así como asumir con resignación el hecho de ser marginadas; pero sobre todo hace del afecto la Gran Ilusión.

La efectividad de un padrote no está tan basada en su generosidad sexual como en el enganche afectivo que logre y la fuerza con que rompa esta barrera. Para ellas el conflicto existencial básico está en la esfera emocional, el padrote conoce y aprovecha la situación; éste es el resorte básico para moverlas a aceptar su ingreso y permanencia dentro de la prostitución. Ya que el padrote suele llenar, aunque sea fantasmagóricamente, todas las necesidades afectivas de la prostituta, les resulta casi imposible establecer un compromiso sentimental con los clientes; sin embargo, la búsqueda de afecto es el anhelo e ideal constante.

Permanentemente enfrentadas a una situación que conlleva placer y afecto, los niegan para vivir buscándolos fuera de esa situación. Dentro de este universo el uso del condón como medida preventiva contra la transmisión del VIH y otras enfermedades sexualmente transmisibles presenta una gran complejidad.

Por un lado, existen factores que favorecen la aceptación del uso del condón entre las prostitutas con los clientes, ya que, como se dijo antes, la prostituta utiliza la escisión como mecanismo de defensa, dividiéndose en dos esferas: el trabajo y el hogar, con dos papeles diferentes: "la mala" y "la buena". Con el cliente desea establecer una barrera física y afectiva, misma que podrá obtener con el condón para no "sentir" y no "ensuciarse". Frecuentemente asocian las secreciones sexuales masculinas ("moco", "babosito", "pegajoso") con características no deseadas y rechazadas, buscando no tener contacto con las mismas. Pero al mismo tiempo reportan que el uso frecuente del condón masculino (más de 3 condones al día) provoca irritación y lesiones locales, por lo cual disminuyen su utilización aun con los clientes.

El entrenamiento es una de las formas de cohesión grupal que existe entre ellas, ya que las más experimentadas o la representante suelen enseñar el uso del condón a las recién ingresadas. Los grupos con mayor cohesión muestran una mayor frecuencia en el conocimiento y uso del preservativo.

En su hogar y vida privada, el uso del condón y su aceptación se dificultan debido a que éste pertenece al mundo que rechaza. Aquí convendría integrar el condón como una forma de autorrespeto y cuidado para el otro. En la medida que lo puedan integrar como una forma de cuidado para sí mismas, y por ende para su familia, podría lograrse una mayor conciencia y decisión voluntaria sobre su uso.

En las alternativas de prevención del sida, las prostitutas tienen que participar activamente, no basta con darles información sobre el condón y cómo usarlo, debe proponérseles junto con las características que favorezcan su uso, y por otro lado probablemente se tenga que buscar otra alternativa de prevención en su trabajo; algunas de ellas han propuesto un tipo de condón femenino que fuera barato, no tuviera que cambiarse frecuentemente y disminuyera la posibilidad de irritación local, pero para esto es necesario hacer un estudio de mercadeo entre este grupo y así ofrecerles la mejor alternativa para su realidad.

No cabe duda de que el sida ha venido a conjugarse con algunas consecuencias de la revolución sexual de los años sesenta y setenta, llevándonos a replantear nuestra relación con el sexo, nuestros atavismos históricos, nuestra postura frente a la vida, la salud y la enfermedad, nuestra capacidad de solidaridad y respuesta colectiva ante un problema que pertenece a todos. Todos tenemos sexualidad; gran parte de nuestro destino dependerá de lo que individualmente y juntos hagamos frente al problema. Un buen principio puede ser conocer para comprender, en vez de estigmatizar.

MUJER, SEXUALIDAD Y SIDA

ALMA ALDANA
CIDHAL

Para hablar de sida en la actualidad, es indispensable hablar de sexualidad; y hablar de mujer, sexualidad y sida es hacerlo desde el punto de vista de género.

Para detener la pandemia del síndrome de inmunodeficiencia adquirida, sólo existe hoy en día una forma: la prevención, constituida por tres puntos: la información correcta; el medio, es decir, el condón; y la forma, el llamado sexo seguro o protegido.

Es sólo hasta hoy que se comienza a informar a las mujeres de lo que es el sida y cómo detenerlo. Y esto se debe a las cifras y a las estadísticas que nos han revelado el rápido avance del síndrome en la población femenina en los últimos años. Por esta razón, se tiene que informar de una manera eficaz. Pero nos enfrentamos con varios problemas.

El primero de ellos es que la información proporcionada en las campañas no ha sido dirigida directamente a las mujeres, y no sólo eso, sino que la información que se dio hacía creer a la mujer que estaba fuera de riesgo, se decía que los afectados eran principalmente grupos de hombres homosexuales, drogadictos, receptores de transfusión sanguínea y prostitutas. Así, la mayoría de las mujeres se sentían a salvo porque no entraban en ninguna de estas categorías, y si además eran fieles y tenían una relación monogámica, se consideraban totalmente fuera de riesgo. Y más aún a partir de la información difundida por los medios de información amarillista, que estigmatizaba y denigraba a los erróneamente llamados "grupos de riesgo".

Se habló también de que el VIH se trasmitía sólo a través del semen y la sangre, esto daba por hecho que los fluidos sexuales de la mujer no transmitían el virus.

Con esta desinformación la mujer se sentía totalmente ajena a la problemática del sida. Si a esto agregamos la forma en que, por pertenecer al género femenino, ha sido educada, nos encontramos con una mujer pasiva, que niega su cuerpo y, por lo tanto, su sexualidad; que se anula convirtiéndose en una mujer que complace a los demás, pues su cuerpo no le pertenece.

Por estas razones se tiene que implementar una campaña específica dirigida a la mujer. Una campaña que la haga consciente del problema del sida y la mueva a la acción. Esto requiere de mensajes que contemplen la perspectiva del género, es decir, de una información directa, motivadora, que la haga apropiarse de su cuerpo, de su sexualidad y del cuidado de su salud.

Falta información objetiva, investigaciones dirigidas a solucionar específicamente el problema del sida en la mujer. Por ejemplo, ¿hay VIH en la lubricación y eyaculación femeninas? ¿Cuántos linfocitos T-IV hay en estos fluidos? Hoy lo sabemos, pero no con precisión. Se han hecho innumerables estudios sobre el semen y su composición química, el número de linfocitos T-IV que contiene y todos los detalles del caso, pero no se han hecho, en la misma proporción, los estudios sobre los fluidos de las mujeres.

También en las formas de contagio, hombre/mujer, del virus aparecen vacíos en la información. No sabemos con precisión cuáles son las enfermedades oportunistas que afectan a las mujeres con sida, ni cómo tratar estas enfermedades. Tampoco hay suficiente conocimiento de cómo se trasmite el virus en forma perinatal, en la lactancia, durante la menstruación o por inseminación artificial y trasplante. El punto es, pues, que se carece de investigaciones profundas y en número suficiente para conocer y atacar el problema del sida y la mujer.

Hablemos del medio: el condón

El único medio seguro hasta ahora para prevenir la transmisión del VIH es el condón. Y el condón es un medio de prevención para el uso del hombre. Es decir, la mujer no tiene a su alcance ningún medio de prevención propio y efectivo. El llamado condón femenino y el cuadro de latex, así como las cremas con nonoxinol 9, no están al alcance de la mujer mexicana e, incluso, son difíciles de encontrar en otros países.

Mientras las mujeres no tengan sus propios medios de prevención, el único medio a su alcance es el convencimiento; esto es, convencer a sus parejas sexuales (si son hombres) de que utilicen el condón. En la medida en que las mujeres no cuenten con un medio para prevenir la infección por VIH sobre el cual tengan el control, estarán en permanente riesgo y su seguridad dependerá de la voluntad del otro. Desde la perspectiva de género esta situación refuerza la tradicional forma de dependencia y pasividad. Por otro lado, el condón sólo protege a la mujer en la penetración en una relación heterosexual, pero no puede utilizarse en otras formas de sexualidad femenina en las cuales sus genitales están expuestos.

Mientras la información que sobre el sida se vierta no sea objetiva y directa y no se proporcionen los medios para la protección de la mujer, ésta seguirá sintiéndose y estando en riesgo.

Se conceptualiza al sexo seguro como una relación sexual donde no se intercambian fluidos sexuales

Los talleres de erotización del sexo seguro o protegido están fundamentalmente encaminados a que las personas tengan una sexualidad plena, desgenitalizada, creativa, comunicativa, responsable, amorosa, donde se recupere todo el cuerpo. El principal problema que aparece en estos talleres es que si a la mujer se le ha negado la sexualidad por tanto tiempo, ¿cómo puede entonces ejercer el sexo seguro, si ni siquiera ha ejercido la libertad de su cuerpo en la expresión de su sexualidad?

A través de la realización plena de la sexualidad hay una apropiación del propio cuerpo, de ahí que sea factible entender que no sólo la sexualidad sino también la salud es un derecho de la mujer. Si la sexualidad le es placentera, se crean vínculos, y con ellos el deseo de una seguridad. Pero si la sexualidad ha estado negada, castigada y reprimida en la mujer, el taller de sexo seguro o protegido se ve limitado en la experimentación, en la creatividad y en el reforzamiento de la seguridad, es decir, se presentan obstáculos para casi todos sus objetivos.

Realizar un taller de sexo seguro o protegido es hablar de varias sexualidades, tantas como mujeres participen. Este taller resulta en verdad eficiente, en la medida en que la mujer cobra conciencia del derecho al placer, al disfrute del cuerpo y al ejercicio de su sexualidad, al conversar de todo ello con otras y otros. Un taller de erotización del sexo seguro no es otra cosa más que hablar fraternalmente de las formas en que nos relacionamos o amamos, pues el sida provoca cuestionamientos profundos sobre nuestra vida.

Sin embargo, la información que hay respecto del sida ha paralizado sexualmente todavía más a las mujeres. Uno de los argumentos que se utilizan para no ejercer el sexo seguro, es que "quita la espontaneidad". Y la espontaneidad se considera un valor, un valor que en la época del sida ha cobrado una significación mayúscula. Lo peligroso de todo ello es que se vea al condón, al sexo seguro como la forma sexual oficial y con este argumento se geste un rechazo basado en la idea de que el no utilizar el condón es contestatario.

La educación sobre sexualidad es primordial para atacar el fenómeno del sida. La sexualidad ya no puede ser valorada desde el punto de vista según el cual el semen en la eyaculación equivale al éxito y la plenitud, donde la penetración es la sexualidad, reducida a la genitalidad.

El llamado sexo seguro remueve las profundidades de nuestros sentimientos, de nuestra sensualidad, ya que la cercanía con las mucosas y la combinación con los líquidos, temperaturas y fluidos corporales están directamente conectados con los amores, intimidades, miedos, frustraciones, inseguridades, utopías, anhelos; en síntesis, con nuestras ideas sobre la vida y la muerte.

En los talleres de sexo seguro se ha visto que a la mujer le es más fácil que al hombre acceder a las propuestas que ahí se plantean, ya que está más acostumbrada a pensar en protegerse durante las relaciones sexuales, por lo menos pensando en el riesgo del embarazo. Está más predispuesta a aceptar medidas preventivas. No así el hombre que vive una sexualidad "espontánea", donde no hay riesgo inmediato. Por ello, para el hombre lo espontáneo adquiere un valor, un valor muy masculino, donde lo común es la eyaculación precoz, "el rapidito", la genitalización, la penetración; no se da permiso de fantasear, de acariciar, no se detiene a pensar que la relación sexual requiere de mayor comunicación física, afectiva, verbal y creativa.

La mujer, en cambio, desea el contacto de los cuerpos mediante caricias; es por ello que estos talleres le abren posibilidades de ejercer su sexualidad con una responsabilidad a la que ya está acostumbrada por las medidas contraceptivas. El sexo seguro es una invitación a una forma de relacionarnos que abarca niveles de comunicación sexual y afectiva más amplios; no se trata de "limitar el paso de los fluidos sexuales" de uno a otro y nada más, se trata de ampliar las formas de relacionarnos siendo más comunicativos corporal y emocionalmente en la creatividad sensual del acto sexual.

PLACER Y SEXUALIDAD

Pero la mujer, además de la educación que recibe, introyecta un comportamiento de papel pasivo y de represión sexual, negando el placer para sí y reduciendo su sexualidad a la entrega a los demás. Paralelo a este aspecto, hay un punto fundamental que hay que tratar y éste es la tensión entre placer y peligro sexual.

El movimiento feminista, desde sus inicios, ha hablado de la violencia hacia las mujeres, la opresión sexual que padecen, la maternidad impuesta y el aborto. Éstos son temas de agresión patriarcal a los cuales hubo que responder, pero no es suficiente actuar en respuesta a estas agresiones. Se tiene que hablar también de las experiencias de las mujeres en su elección y comportamiento sexual. Y hablar de lo que desean, realizan y gozan.

La violencia, la humillación y la agresión cotidianas traen como consecuencia la restricción y disminución de los placeres, que podrían ser posibilidades de la sexualidad, de la aceptación del cuerpo, de su exploración, del despertar de la sensualidad, de la intimidad, de las emociones y el contacto con el otro, del goce de lo infantil y de lo no racional. La negación de estas posibilidades hacen que la energía vital y la emoción de vivir se desvanezcan, el placer de las cosas y la cotidianeidad se transforman en problemas y decepciones, causando vacío. Las mismas feministas del siglo pasado no tenían otro camino para ser mujeres "responsables" en el terreno de la sexualidad que el de la asexualidad, mediante el control de sus pasiones y deseos; esto tenía su explicación en la reacción a la violencia que el mundo masculino comportaba.

Es necesario ampliar el análisis del placer y la sexualidad de las mujeres en sí mismas. Es necesario hablar a favor del placer sexual como se ha hecho contra el peligro sexual.[1] Así, debido a la mala información acerca del sida que los diarios amarillistas han publicado, el VIH se convirtió en un mal social que amenzaba a la población y en particular se convirtió también en un factor más de violencia contra las mujeres, de agresión a su sexualidad.

Es necesario acudir al placer de las mujeres para entonces entender que en los tiempos del sida hay que buscar formas para imaginar, crear y desarrollar la sexualidad en un contexto más seguro, un espacio que le permita a la mujer incorporar el fenómeno del sida a su vida cotidiana y no sentirse insegura, caminando en blanco o hacia un lugar desconocido.

A la mujer se le enseña a ejercer el dominio de su deseo sexual y el control de su expresión. Esta vigilancia y este autodominio se transforman en "cualidades femeninas", así, la mujer ante

[1] Carole S. Vance, *Placer y peligro: explorando la sexualidad femenina*, Madrid, Ed. Hablan las Mujeres, 1989, p. 12.

cualquier respuesta de su cuerpo frente a lo sexual se hace la pregunta de si valdrá la pena. Si pierde el control queda despojada de esas cualidades, por lo que puede concluir que se asemeja a los hombres y, por lo tanto, a su "violencia incontenible".

La mujer ha escuchado desde siempre frases tales como: "los hombres son peligrosos", "cubre tu cuerpo porque puede ser una tentación", "no camines por lo oscuro", "mantén tu cuerpo lejos de los otros", en fin, cantidad de mensajes que las mujeres asimilan y que las hacen sentir que sus propios impulsos son peligrosos y que al sentirlos quedan fuera del ámbito protegido.

A la mujer se le hace creer que perder el control de la sexualidad es perderse en la nada, enloquecer y exponerse al riesgo, a la violencia de los otros, a la aniquilación, a la humillación y a la agresión. Todo porque se supone que la sexualidad masculina es agresiva e impredecible, lujuriosa e incontrolable y en ella la ternura no tiene cabida por lo que el placer entraña una amenaza.

Las dicotomías que se han establecido con base en la separación de los géneros, la feminización y masculinización de los comportamientos, han dado como resultado que las mujeres permanezcan en un espacio constreñido, pero supuestamente seguro. La violencia masculina se vive como un constante peligro:

> La sexualidad activa una multitud de ansiedades intrapsíquicas: el cuerpo, el sentimiento y la iden-

> tidad; se producen sensaciones y miedo a la disolución y a la aniquilación del Yo. En el sexo las personas viven sustratos anteriores, conexiones irracionales, memorias infantiles y un abanico de sensaciones profundas. Tenemos miedo a la dependencia y a la posible pérdida de control así como a nuestra propia agresión avariciosa, a nuestros deseos de incorporar a nosotras partes del cuerpo, incluso personas completas. Como se nos ha dicho que el placer es una amenaza para la civilización, nos preguntamos: ¿Qué ocurre si no hay límite para el deseo?[2]

En realidad la sexualidad vale por sí misma, pero le confiere a las personas, cosas y momentos un valor diferente que los transforma, que los hace adquirir innumerables significaciones, lo cual despierta miedos a la competencia, a los sentimientos y sensaciones infantiles, al pasado, al temor de sentir celos por querer poseer a los objetos amados. Y como el valor femenino de la vigilancia del deseo supone el control, la constricción, la aniquilación de éste, el atreverse a romper los límites de la femineidad tradicional conlleva una amenaza. Si se transgreden las normas de lo considerado "femenino" se establece una distancia con el resto de las mujeres.

La característica primordial de la sexualidad es su complejidad y la magnitud de la influencia que tiene sobre nuestras personalidades, senti-

[2] *Ibid.*, p. 15.

mientos, sensaciones, límites y conexiones. La sexualidad es peligrosa, es placentera, es múltiples cosas, es desconcertante. Se requiere conocer la sexualidad femenina, su historia, localizar lo que es placentero, encontrar las condiciones y las formas en que se da y tomar las riendas de la experiencia y repetirla hasta acercarla, apropiarnos de ella, aproximarla a nuestra vida con frecuencia, practicar su conquista.

Sin embargo, aquella mujer que se atreve a tomarla entre sus manos se pone en peligro por ser una transgresora; la perseguirán, la señalarán, la marginarán, intentarán normativizarla, entendiendo la norma como la media estadística. Tratarán de contenerla en la media de la curva de Gaos de la "femineidad", es decir, de la negación de su sexualidad y placer. El costo de la transgresión es grande y el peligro real se hace todavía mayor. Lo otro es alinearse a esta sexualidad femenina limitada o totalmente negada, que también causa grandes insatisfacciones, mismas que se traducen en vivir la vida sin darle matices de placer, lo cual convierte a la mujer en un ser insípido, lejano, amargo, perezoso, cansado, apático, depresivo.

Sobre la sexualidad femenina, repito, aún se necesita escribir muchas páginas. Pero no desde la visión de lo masculino o la comparación con ello. No, tendrá que hacerse desde la mujer, y no ciertamente bajo la noción de peligro que ya hemos anotado. Sólo entonces podremos comprender su complejidad y valor. Hay que encontrar lo que es placentero y las situaciones y condiciones que lo propician. La tarea será entonces repetir la experiencia y tomar las riendas de estas condiciones y situaciones para que la sexualidad se dé más a menudo y el supuesto peligro se desvanezca, la amenaza quede atrás.

Se ha dicho durante mucho tiempo que la sexualidad es algo trivial, superficial, de personas simples y comunes; que quita tiempo a las actividades importantes, profundas y fundamentales. Pero, ¿qué es lo que nos mueve a realizar todas las actividades importantes en nuestra vida, sino lo profundo e inmenso de nuestra sexualidad? Está bien dirigir nuestras fuerzas a los ataques y violentaciones del sistema patriarcal, pero no todas, no en lo fundamental; dejemos fuerza y energía para recrearnos con lo sensual que permite la sexualidad, abrir el abanico del placer.

Al recrearnos, recreamos nuestra propia vida, nuestra identidad, abrimos camino para que lo masculino y lo femenino tomen otro significado, no sean una dicotomía donde la violencia o la pasividad insisten en alejarlos. No se puede pensar que lo masculino sea necesariamente violento, si bien ha sido el mismo patriarcado quien ha definido a lo masculino en un límite artificial de violencia.

No requerimos que nuestro deseo espere a que se dé un momento seguro para que surja, o a que se resuelvan otros problemas antes de ejercerlo. En muchas mujeres aparece la culpa cuando se atreven a vivir su sexualidad libremente mientras las otras no lo logran, o porque han sufrido una violación, o aún luchan por las necesidades primarias (trabajo y sustento). Esa culpa se alimenta de la creencia de que la sexualidad es una necesidad secundaria o de segunda. Pero la sexualidad no es una necesidad de élites, está en todas y la represión no es menor aunque estas necesidades estén resueltas, ni mayor cuando no lo están. No va de la mano de ellas; la represión, como bien sabemos, actúa en cualquier clase, raza o edad, actúa en todas por los temores y por el perfil de lo que nos han mostrado como ideal de lo femenino, es decir, el control de nuestros deseos.

Tenemos que dejar el papel de víctimas que la historia nos ha dictado. ¿Por qué culpar al sexo de todo? ¿Por qué colocar a la sexualidad como la culpable de los otros aconteceres en la vida? Gozar no es egoísmo, es re-creación.

De hecho la sexualidad está en nosotros desde que comenzamos a vivir, es decir, a sentir emociones que, si estamos en comunión con ellas, nos hacen identificarnos con el Yo: Yo en mi contacto con los objetos externos y de deseo. Así vamos adquiriendo conciencia de y a través de ellos, así comenzamos a nombrar, definir y comprender nuestro Yo sexual. El deseo sexual existe dentro de un tiempo, momento y cultura que lo determinan; por lo mismo, las mujeres somos agentes que reflejan la cultura de lo sexual femenino.

Lo sexual se lee en nuestra forma de mirar, reír, caminar, acariciar, trabajar, comer, soñar y... por qué no, también en cómo hacemos el amor. La sexualidad no es estática ni inamovible, es cambiante, mutable en el proceso de la vida de cada individuo. Como ha dicho Carole S. Vance:

> Los paralelismos entre las aproximaciones al género (marca cultural del sexo biológico) y la sexualidad (deseo y placer erótico) planteadas por la teoría de la construcción social hacen que sea posible ver que, aunque ambas cosas puedan ser socialmente contruidas, la sexualidad y el género son territorios separados.[3]

¿Por qué dividir la sexualidad en femenina o masculina y delimitirla para uno u otro sexo en lo que uno u otro pueden o deben hacer? La sexualidad no tiene género, la ejercen un sexo o el otro. Lo que la cultura trata de "sexuar" con lo femenino o lo masculino son los límites, los espacios que dan acceso o permiso a hombres y mujeres, aunque finalmente ambos están constreñidos de diferentes formas. Además, en nuestra cultura se permite "feminizar" o "masculinizar" casi todo. Por ejemplo, las hormonas, llamándolas femeninas o masculinas, cuando no son ni una ni la otra, sino que un sexo biológico tiene más andrógenos

[3] *Ibid.*, p. 23.

o estrógenos que el otro, pero esto no las hace masculinas o femeninas. Así también se han feminizado y masculinizado los colores, los objetos, los adornos, los movimientos, los manierismos y demás actos. Otro ejemplo: la palabra "poseer" puede traducirse como "penetrar", convirtiéndose en sinónimo de lo "activo". Como poseer es también apretar, tomar, sujetar, detener, y éstos son verbos que denotan actividad, entonces "penetrar" se traduce en lo "masculino".

Quedan preguntas: ¿cómo aprendimos a erotizar los objetos, los actos, y cómo estos signos se construyen formando señales, símbolos y significados en lo psíquico, que se manifiestan en nuestras fantasías y sueños? Las divisiones entre los sexos han desbordado y marcado las definiciones de lo sexual, confundiéndose algunas veces, otras fusionándose, como si significaran lo mismo: "A pesar del número de interrelaciones existentes entre sexualidad y género, la sexualidad no es una categoría residual, una subcategoría del género, ni las teorías del género son totalmente capaces de explicar la sexualidad."[4]

Es indispensable, urgente, investigar y teorizar sobre lo que se entiende por "mujer" y "sexualidad femenina" y comprender sus significados en las conexiones y relaciones con otros cuerpos; hay que partir de los actos, sensaciones y sentimientos considerados como símbolos para

[4] *Loc. cit.*

averiguar cómo se imprimen en lo psíquico. La sexualidad necesariamente tiene que verse desde muchas disciplinas, sin olvidar el punto de vista feminista, aunque en este caso el análisis feminista tendrá que quitarse muchos velos moralistas para poder profundizar y retroalimentar al mismo movimiento de mujeres en sus conceptos de género y sexualidad.

En la terapia sexual se ha visto que en las llamadas disfunciones sexuales, alteraciones en el individuo que le impiden el goce de la respuesta sexual y que lo incomodan o lo hacen sentir mal frente a sí mismo y los otros, la puesta en práctica de un concepto produce cambios en la conducta, en el actuar del individuo; la disfunción se modifica y aparece un funcionamiento placentero. Mediante la observación de esta práctica en la terapia, y no sólo en la teoría, vemos que se produce un movimiento, lo cual comprueba que la sexualidad de un individuo puede transformarse en el proceso e historia de su vida.

Es frecuente que una persona rígida, estricta, haya sido un infante que vivió esquemas muy lejanos al aprendizaje de conceptos transformadores, de cambio y de experiencia. Sin embargo, aun estas personas, cuando surge la necesidad de cambio por la angustia del desempeño sexual, si bien mediante un proceso más lento que la mayoría de los que acuden a una terapia, logran modificar sus respuestas sexuales. Asimismo, las mujeres que pasan la vida vigilando su propia sexualidad para identificarse con la mayoría, y por consiguiente con la "femineidad", entendiendo ésta como la negación del placer, se sienten aisladas, raras, inconformes, marginadas y seguramente insatisfechas.

Los movimientos sociopolíticos crean ideales éticos para buscar una sociedad más justa que no atropelle las libertades y los derechos humanos, sin embargo, la mayoría de ellos se olvidan de que cada uno tendrá que construir el camino de su sexualidad, camino que lo lleve con los dioses; las recetas e imposiciones en vez de liberarlo en este sentido lo aniquilan.

En la medida que la sexualidad es fluida y cambiante, y evoluciona con la vida, varía de formas múltiples, externas e internas. En la vida adulta se hace flexible o inflexible, abriendo o cerrando posibilidades a lo inesperado para realizar las fantasías y vivirlas o negarlas. Lo irracional, lo infantil, están en nuestra historia y no es posible ignorarlo.

El feminismo y todas las campañas de prevención del sida deberían apoyar el discurso del placer ya que es una afirmación vital de lo humano, y no temerle o verlo como algo destructivo. La lucha por el placer debe estar entre los puntos prioritarios de todos aquellos movimientos que reivindican los derechos humanos, incluyendo el feminismo pues las mujeres también son actores sexuales, agentes sexuales, sujetos sexuales.

Después de estas reflexiones respecto de la llamada sexualidad femenina me parece necesario, basada en la experiencia en la terapia sexual y en los talleres de sexo seguro para la prevención del sida, hacer hincapié en que no es fácil ni sencillo abordar la problemática que el sida representa. Hasta ahora se ha hecho de una manera violenta, irrumpiendo en los espacios íntimos a través del amarillismo de la información: "Ahora el virus del sida arrasa con niños y mujeres", "Las estadísticas aumentan entre mujeres", son encabezados que encontramos a diario en la prensa. La información no es falsa, pero el tono violento hace al virus un nuevo agresor del medio, un violentador más. El fenómeno sida en sí mismo nos coloca frente a temas trascendentales: calidad de vida/salud/sexualidad, y por lo mismo mueve sentimientos inconscientes y paraliza a muchas mujeres.

Lo que aparece en un taller de sexo seguro es apenas la punta del *iceberg* de la sexualidad de las mujeres. Debemos tener cuidado de no provocar temor y angustia en un grupo que, si bien es cierto deberá conocer la problemática del sida, no tiene por qué sentir aún más violentada su sexualidad. Para atenuar la angustia es fundamental que las mujeres rescaten su cuerpo, su placer, su sexualidad, sus múltiples formas de expresarla, sus afectos, amores y pasiones, pero con prevención, lo cual no es simple ni fácil.

En un taller de sexo seguro confluyen varias mujeres, varias historias de vida, temores, peligros y miedos. Despertar en ellas la actitud de prevención, alimentando, a la vez, la búsqueda del placer es el objetivo central de esta experiencia. Por otro lado hay que evitar que las medidas de prevención del sexo seguro o protegido sean interpretadas como el mandato de la voz oficial de lo que debe o tiene que hacerse, sino que signifiquen una forma de rescatar el placer sin riesgo, sin temor, afirmando y confirmando identidades, formas y conductas.

Si el discurso de la prevención contra el sida no retoma estos planteamientos, el sexo seguro o protegido quedará limitado a las esferas de los talleres o de la información que se da sobre sida, y no se filtrará hacia la vida cotidiana y las relaciones sexuales. No basta con informar sobre la enfermedad; hay que cuidar el cómo se informa y para qué.

En tiempos del sida, el discurso sexual tiene que reacomodarse y retroalimentarse, para que no nos sintamos en permanente riesgo ni nos paralicemos negando nuestra sexualidad.

Este facsimilar de
Mujer y sida
es propiedad de El Colegio de México
y se terminó de imprimir en Librántida bajo
el modelo de distribución bajo demanda.
www.librantida.com

Made in the USA
Monee, IL
18 October 2026

66035460R00100